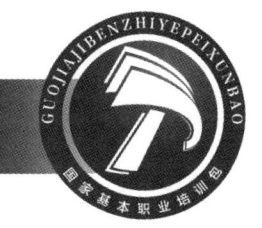

国家基本职业培训包（指南包 课程包）

眼镜验光员

人力资源社会保障部职业能力建设司编制

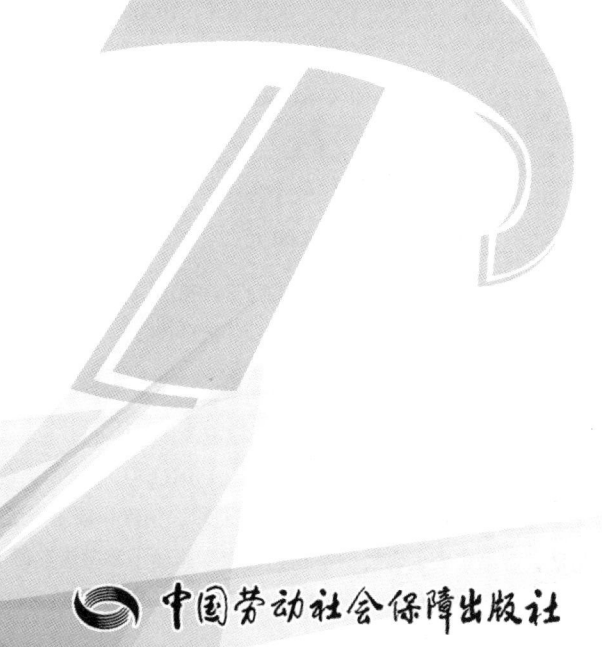

中国劳动社会保障出版社

图书在版编目(CIP)数据

眼镜验光员 / 人力资源社会保障部职业能力建设司编制. -- 北京：中国劳动社会保障出版社，2021

（国家基本职业培训包：指南包　课程包）

ISBN 978-7-5167-4384-3

Ⅰ.①眼… Ⅱ.①人… Ⅲ.①眼镜检法－职业培训－教学参考资料 Ⅳ.①R778.2

中国版本图书馆 CIP 数据核字（2021）第 139127 号

中国劳动社会保障出版社出版发行

（北京市惠新东街 1 号　邮政编码：100029）

*

三河市华骏印务包装有限公司印刷装订　新华书店经销

880 毫米 × 1230 毫米　16 开本　11.25 印张　198 千字

2021 年 8 月第 1 版　2021 年 8 月第 1 次印刷

定价：34.00 元

读者服务部电话：（010）64929211/84209101/64921644

营销中心电话：（010）64962347

出版社网址：http://www.class.com.cn

版权专有　　侵权必究

如有印装差错，请与本社联系调换：（010）81211666

我社将与版权执法机关配合，大力打击盗印、销售和使用盗版图书活动，敬请广大读者协助举报，经查实将给予举报者奖励。

举报电话：（010）64954652

编 制 说 明

为全面贯彻落实习近平总书记对技能人才工作的重要指示精神，进一步增强职业技能培训针对性和有效性，不断提高培训质量，培养壮大创新型、应用型、技能型人才队伍，按照《人力资源社会保障部办公厅关于推进职业培训包工作的通知》（人社厅发〔2016〕162号）的工作安排，我部持续组织开发培训需求量大的国家基本职业培训包，指导开发地方（行业）特色职业培训包，力争全面建立国家基本职业培训包制度，普遍应用职业培训包高质量开展各类职业培训。

职业培训包开发工作是新时期职业培训领域的一项重要基础性工作，旨在形成以综合职业能力培养为核心、以技能水平评价为导向，实现职业培训全过程管理的职业技能培训体系，这对于进一步提高培训质量，加强职业培训规范化、科学化管理，促进职业培训与就业需求的有效衔接，推行终身职业培训制度具有积极的作用。

国家基本职业培训包由指南包、课程包和资源包三个子包构成，是集培养目标、培训要求、培训内容、课程规范、考核大纲、教学资源等为一体的职业培训资源总和，是职业培训机构对劳动者开展政府补贴职业培训服务的工作规范和指南。

国家基本职业培训包遵循《职业培训包开发技术规程（试行）》的要求，依据国家职业技能标准和企业岗位技术规范，结合新经济、新产业、新职业发

编制说明

展编制，力求客观反映现阶段本职业（工种）的技术水平、对从业人员的要求和职业培训教学规律。

《国家基本职业培训包（指南包 课程包）——眼镜验光员》是在各有关专家的共同努力下完成的。参加编审的主要人员有：齐备、王海英、王立书、朱嫦娥、许薇。在编制过程中得到了中国眼镜协会、天津职业大学、金陵科技学院等有关单位的大力支持，在此一并致谢。

人力资源社会保障部职业能力建设司

国家基本职业培训包编审委员会

主　任　刘　康

副主任　张　斌　王晓君　袁　芳　葛　玮

委　员　田　丰　项声闻　尚　涛　葛恒双

　　　　蔡　兵　赵　欢　吕红文

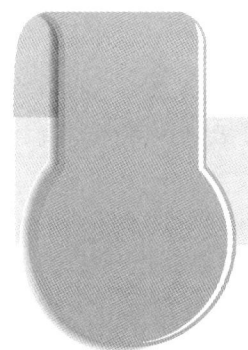

目 录

1 指 南 包

1.1 职业培训包使用指南 ·· 002
    1.1.1 职业培训包结构与内容 ·· 002
    1.1.2 培训课程体系介绍 ·· 003
    1.1.3 培训课程选择指导 ·· 010

1.2 职业指南 ·· 011
    1.2.1 职业描述 ·· 011
    1.2.2 职业培训对象 ·· 011
    1.2.3 就业前景 ·· 011

1.3 培训机构设置指南 ·· 011
    1.3.1 师资配备要求 ·· 011
    1.3.2 培训场所设备配置要求 ·· 012
    1.3.3 教学资料配备要求 ·· 013
    1.3.4 管理人员配备要求 ·· 014
    1.3.5 管理制度要求 ·· 014

2 课 程 包

2.1 培训要求 ·· 016
    2.1.1 职业基本素质培训要求 ·· 016
    2.1.2 五级/初级职业技能培训要求 ·· 017
    2.1.3 四级/中级职业技能培训要求 ·· 019

目录

  2.1.4　三级/高级职业技能培训要求 …………………………………………… 021
  2.1.5　二级/技师职业技能培训要求 …………………………………………… 022
  2.1.6　一级/高级技师职业技能培训要求 ……………………………………… 025

2.2　课程规范 ………………………………………………………………………………… 030
  2.2.1　职业基本素质培训课程规范 ……………………………………………… 030
  2.2.2　五级/初级职业技能培训课程规范 ……………………………………… 045
  2.2.3　四级/中级职业技能培训课程规范 ……………………………………… 054
  2.2.4　三级/高级职业技能培训课程规范 ……………………………………… 060
  2.2.5　二级/技师职业技能培训课程规范 ……………………………………… 064
  2.2.6　一级/高级技师职业技能培训课程规范 ………………………………… 074
  2.2.7　培训建议中培训方法说明 ………………………………………………… 086

2.3　考核规范 ………………………………………………………………………………… 088
  2.3.1　职业基本素质培训考核规范 ……………………………………………… 088
  2.3.2　五级/初级职业技能培训理论知识考核规范 …………………………… 090
  2.3.3　五级/初级职业技能培训操作技能考核规范 …………………………… 091
  2.3.4　四级/中级职业技能培训理论知识考核规范 …………………………… 092
  2.3.5　四级/中级职业技能培训操作技能考核规范 …………………………… 093
  2.3.6　三级/高级职业技能培训理论知识考核规范 …………………………… 094
  2.3.7　三级/高级职业技能培训操作技能考核规范 …………………………… 095
  2.3.8　二级/技师职业技能培训理论知识考核规范 …………………………… 095
  2.3.9　二级/技师职业技能培训操作技能考核规范 …………………………… 097
  2.3.10　一级/高级技师职业技能培训理论知识考核规范 …………………… 098
  2.3.11　一级/高级技师职业技能培训操作技能考核规范 …………………… 099

附录　培训要求与课程规范对照表

附录1　职业基本素质培训要求与课程规范对照表 …………………………………… 104
附录2　五级/初级职业技能培训要求与课程规范对照表 …………………………… 118
附录3　四级/中级职业技能培训要求与课程规范对照表 …………………………… 129
附录4　三级/高级职业技能培训要求与课程规范对照表 …………………………… 136
附录5　二级/技师职业技能培训要求与课程规范对照表 …………………………… 142
附录6　一级/高级技师职业技能培训要求与课程规范对照表 ……………………… 154

1
指南包

1.1 职业培训包使用指南

1.1.1 职业培训包结构与内容

眼镜验光员职业培训包由指南包、课程包和资源包三个子包构成，结构如下图所示。

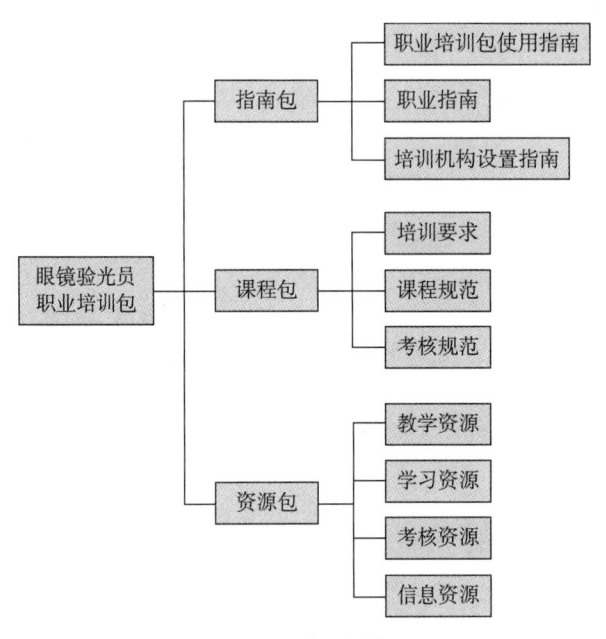

职业培训包结构图

指南包是指导培训机构、培训教师与学员开展职业培训的服务性内容总合，包括职业培训包使用指南、职业指南和培训机构设置指南。职业培训包使用指南是培训教师与学员了解职业培训包内容、选择培训课程、使用培训资源的说明性文本；职业指南是对职业信息的概述；培训机构设置指南是对培训机构开展职业培训提出的具体要求。

课程包是培训机构与教师实施职业培训、培训学员接受职业培训必须遵守的规范总合，包括培训要求、课程规范和考核规范。培训要求是参照国家职业技能标准、结合职业岗位工作实际需求制定的职业培训规范；课程规范是依据培训要求、结合职业培训教学规律，对课程设置、课堂学时、课程内容、培训方法等所做的统一规定；考核规范是针对课程规范中所规定的课程内容开发的，能够科学评价培训学员过程性学习效果与终结性培训成果的规则，是客观衡量培训学员职业基本素质与职业技能水平的标准，也是实施职业培训过程性与终结性考核的依据。

资源包是依据课程包要求，基于培训学员特征，遵循职业培训教学规律，应用先进职业培训课程理念，开发的多媒介、多形式的职业培训与考核资源总合，包括教学资源、学习资源、考核资源和信息资源。教学资源是为培训教师组织实施职业培训教学活动提供的相关资源；学习资源是为培训学员学习职业培训课程提供的相关资源；考核资源是为培训机构和教师实施职业培训考核提供的相关资源；信息资源是为培训教师和学员拓展视野提供的体现科技进步、职业发展的相关动态资源。

1.1.2 培训课程体系介绍

眼镜验光员职业培训课程体系依据职业技能等级分为职业基本素质培训课程、五级/初级职业技能培训课程、四级/中级职业技能培训课程、三级/高级职业技能培训课程、二级/技师职业技能培训课程和一级/高级技师职业技能培训课程，每一类课程包含模块、课程和学习单元三个层级。眼镜验光员职业培训课程体系均源自本职业培训包课程包中的课程规范，以学习单元为基础，形成职业层次清晰、内容丰富的"培训课程超市"。

眼镜验光员职业培训课程学时分配一览表

职业技能等级	课堂学时		其他学时	培训总学时
	职业基本素质培训课程	职业技能培训课程		
五级/初级	140	138	60	338
四级/中级	40	120	48	208
三级/高级	20	256	80	356
二级/技师	10	180	74	264
一级/高级技师	10	186	54	250

注：课程学时是指培训机构开展的理论课程教学及实操课程教学的建议最低学时数。除课堂学时外，培训总学时还应包括岗位实习、现场观摩、自学自练等其他学时。

（1）职业基本素质培训课程

模块	课程	学习单元	课堂学时
1. 职业道德与职业守则	1-1 职业道德	职业道德基本认识	1
	1-2 职业守则	眼镜验光员职业守则	1

续表

模块	课程	学习单元	课堂学时
2. 眼科学知识	2-1 眼球的解剖和生理	(1) 眼球壁的解剖和生理	6
		(2) 眼球内容的解剖和生理	2
	2-2 视路及瞳孔反射路	(1) 视路的生理	2
		(2) 瞳孔反射路的生理	2
	2-3 眼附属器的解剖和生理	(1) 眼睑的解剖和生理	1
		(2) 结膜的解剖和生理	1
		(3) 泪器的解剖和生理	1
		(4) 眼外肌和眼眶的解剖和生理	3
	2-4 常见眼病知识	(1) 影响视觉的常见症状	2
		(2) 影响视觉的常见眼病的表现	3
		(3) 其他常见眼病的认识	1
3. 光学知识	3-1 物理光学知识	(1) 光的本质知识	2
		(2) 光的度量方法	2
	3-2 几何光学知识	(1) 光的传播和基本定律	4
		(2) 透镜的知识	8
	3-3 眼镜光学知识	(1) 眼镜球面透镜	2
		(2) 眼镜柱面透镜	3
		(3) 眼镜棱镜	3
		(4) 镜眼距	3
		(5) 眼镜的放大作用	3
		(6) 眼镜镜片的曲率和厚度	2
		(7) 眼镜的片形设计	3
		(8) 多焦眼镜和特殊类型的眼镜	5
4. 眼屈光学知识	4-1 眼生理光学知识	(1) 眼的光学系统	4
		(2) 眼的生理性光学缺陷	4
	4-2 眼的调节与集合知识	(1) 眼的调节功能	4
		(2) 眼的聚散功能	4
	4-3 眼的屈光不正知识	(1) 屈光不正的概述	2
		(2) 远视眼相关知识	4
		(3) 近视眼相关知识	6
		(4) 散光眼相关知识	6
		(5) 屈光参差相关知识	2
		(6) 眼镜矫正屈光不正的机理	4

续表

模块	课程	学习单元	课堂学时
5. 眼镜商品学知识	5-1 镜片知识	（1）镜片的基本属性	6
		（2）镜片材料的分类	6
		（3）镜片材料的处理	4
	5-2 眼镜架知识	（1）眼镜架的材料	3
		（2）眼镜架的款式	3
		（3）眼镜架的结构	2
6. 相关法律、法规知识	6-1 法律知识	（1）《中华人民共和国劳动法》	1
		（2）《中华人民共和国产品质量法》	1
		（3）《中华人民共和国计量法》	1
		（4）《中华人民共和国消费者权益保护法》	1
	6-2 法规知识	（1）《医疗器械监督管理条例》	2
		（2）眼镜产品的国家标准	4
课堂学时合计			140

（2）五级／初级职业技能培训课程

模块	课程	学习单元	课堂学时
1. 接待	1-1 问诊	（1）询问屈光异常与特殊验光者的表现	4
		（2）询问影响视觉与视力矫正的症状	6
	1-2 咨询	（1）配镜原则与戴镜常识	6
		（2）介绍眼镜商品	6
2. 基础检查	2-1 视力检查	（1）检查视力	10
		（2）分析视力异常	6
	2-2 外眼检查	（1）检查眼附属器	4
		（2）检查眼前节	4
3. 屈光检查	3-1 验光	（1）电脑验光仪验光	4
		（2）测定远用瞳距	4
		（3）检影验光	14
		（4）插片法屈光测定	4
		（5）雾视验光	2

续表

模块	课程	学习单元	课堂学时
3. 屈光检查	3-1 验光	（6）精调球镜屈光度	4
		（7）经验法矫正老视	2
		（8）维护、保养、调校电脑验光仪	2
	3-2 确定处方	（1）辨别主视眼	2
		（2）调整试片屈光度	4
		（3）开具处方	2
	3-3 眼镜检测	（1）中和法分析透镜	4
		（2）屈光度表检测光学眼镜镜片屈光度	4
4. 接触镜验配	4-1 接触镜的基本验配	（1）换算接触镜处方	8
		（2）摘戴接触镜	12
	4-2 接触镜的护理	（1）清洁保养接触镜	8
		（2）指导佩戴接触镜	12
课堂学时合计			138

（3）四级/中级职业技能培训课程

模块	课程	学习单元	课堂学时
1. 基础检查	1-1 接触镜的配前检查	（1）裂隙灯显微镜的常规眼部检查	5
		（2）接触镜的禁忌证	5
		（3）裂隙灯显微镜的维护、保养和调校	5
	1-2 泪液和角膜检查	（1）泪液的检查	5
		（2）角膜的检查	5
		（3）手动角膜曲率仪的维护、保养和调校	5
2. 屈光检查	2-1 屈光定量	（1）检影镜定量检测复性屈光不正	15
		（2）散光盘和裂隙片测定被测眼散光	4
		（3）交叉圆柱镜精调柱镜的轴向和屈光度	4
		（4）屈光参差的验光	2
	2-2 开具处方	开具处方	2

续表

模块	课程	学习单元	课堂学时
2．屈光检查	2-3 眼镜检测	（1）焦度计检测眼镜镜片后顶焦度	2
		（2）屈度计检测眼镜镜片的棱镜度	1
3．接触镜验配	3-1 接触镜配适评估	（1）接触镜的配适评估	20
		（2）接触镜的片上验光	20
	3-2 接触镜配镜后复查	（1）接触镜的配戴质量	10
		（2）接触镜配戴后投诉的处理	10
课堂学时合计			120

（4）三级／高级职业技能培训课程

模块	课程	学习单元	课堂学时
1．基础检查	1-1 眼位检查	（1）眼位的客观检查	24
		（2）眼位的主观检查	24
		（3）综合验光仪的维护、保养和调校	4
	1-2 眼底和眼压检查	（1）眼底和屈光介质的检查	12
		（2）眼压的检查	8
		（3）设备的维护、保养和调校	4
2．屈光检查	2-1 验光	（1）综合验光仪的常规屈光检查	32
		（2）老视的检测	24
	2-2 开具处方	（1）老视眼镜处方的开具	24
		（2）特殊眼镜处方的开具	16
	2-3 眼镜检测和校配	（1）老视眼镜的检测	16
		（2）成品眼镜的调校	16
3．接触镜验配	3-1 特殊接触镜验配	（1）环曲面软性接触镜的验配	16
		（2）近用软性接触镜的验配	12
	3-2 接触镜复查	（1）裂隙灯显微镜的特殊投照检查	12
		（2）接触镜的常见沉淀物和并发症	12
课堂学时合计			256

(5) 二级/技师职业技能培训课程

模块	课程	学习单元	课堂学时
1. 基础检查	1-1 特殊视功能检查	(1) 对比敏感度检查	8
		(2) 光视觉的知识和检查	8
		(3) 色视觉的知识和检查	8
		(4) 视野的知识和检查	2
	1-2 双眼视功能检查	(1) 双眼同时视和平面融像的检查	8
		(2) 眼的立体视检查	6
		(3) 双眼视异常的检查	8
2. 屈光检查	2-1 调节与集合检测	(1) 调节幅度的知识和检测	8
		(2) 调节反应的知识和检测	4
		(3) 相对调节的知识和检测	4
		(4) 调节灵活度的知识和检测	4
		(5) 集合幅度的知识和检测	12
		(6) 融像储备的知识和检测	4
		(7) 集合灵活度的知识和检测	4
	2-2 开具处方	(1) 开具等像眼镜处方	6
		(2) 开具眼球震颤的矫正处方	6
3. 接触镜验配	3-1 特殊接触镜验配	(1) 硬性接触镜配前检查	8
		(2) 硬性接触镜配适评估	4
		(3) 硬性接触镜配后护理	4
		(4) 色盲用接触镜的验配	4
		(5) 圆锥角膜用接触镜的验配	4
		(6) 角膜塑形镜配适评估	8
		(7) 角膜塑形术的角膜地形图分析	8
	3-2 接触镜检测	(1) 软性接触镜参数检测	4
		(2) 硬性接触镜基弧检测	4
4. 培训与指导	4-1 培训	(1) 理论教学课的演示	8
		(2) 理论教学考核试题的编写	8
	4-2 指导	(1) 实训教学课的演示	8
		(2) 视光专业常用英语会话	8
课堂学时合计			180

(6) 一级/高级技师职业技能培训课程

模块	课程	学习单元	课堂学时
1. 基础检查	1-1 特殊视功能检测	(1) 视野检测的原理和方法	2
		(2) 视野计检测	2
		(3) 低视力的病史采集	4
	1-2 双眼视功能检测	(1) 诊断眼位检测	4
		(2) 眼的扫视和跟随运动检测	4
		(3) AC/A比率的梯度法检测	8
		(4) AC/A比率的计算法检测	8
		(5) 双眼视图形绘制	8
		(6) 双眼视异常的矫治准则	12
		(7) 注视差异的检测和分析	4
		(8) 注视差异的图形分析	4
2. 屈光检查	2-1 验光	(1) 低视力的视力检测	4
		(2) 低视力的屈光检测	4
		(3) 低视力的眼部检查	4
		(4) 人工晶体术后验光	4
		(5) 准分子激光角膜屈光手术后验光	4
	2-2 开具处方	(1) 远用望远验光仪验光	4
		(2) 远距离专用低视力助视器的验配	8
		(3) 近用望远镜助视器和阅读帽的验配	4
		(4) 近用助视眼镜的验配	4
		(5) 立式放大镜助视器的验配	4
		(6) 手持放大镜助视器的验配	4
		(7) 电子助视器的验配	2
		(8) 视野异常低视力的膜状棱镜矫治	4
		(9) 不同类型低视力患者的矫治方案	4
		(10) 助视器的使用训练	4
		(11) 弱视的屈光矫正	4
		(12) 弱视的诊断和处方原则	4

续表

模块	课程	学习单元	课堂学时
2. 屈光检查	2-3 视觉训练	（1）非老视性调节功能异常的矫治原则	8
		（2）非斜视性聚散功能异常的矫治原则	8
		（3）双眼视检查和处方的整体操作	8
		（4）中心注视性弱视的训练	4
		（5）旁中心注视性弱视的训练	4
3. 培训与指导	3-1 培训	（1）工作技术总结的撰写	4
		（2）多媒体教学幻灯的制作	8
	3-2 指导	（1）实训教学考核试卷的编写	4
		（2）视光专业英语资料的阅读	8
课堂学时合计			186

1.1.3 培训课程选择指导

职业基本素质培训课程为必修课程，相当于本职业的入门课程。各级别职业技能培训课程由培训机构教师根据培训学员实际情况，遵循高级别涵盖低级别的原则进行选择。

原则上，初入职的培训学员应学习职业基本素质培训课程和五级／初级职业技能培训课程的全部内容，有职业技能等级提升需求的培训学员，可按照国家职业技能标准的"鉴定要求"进行选择，对照自身需求选择更高级的培训课程。

具有一定从业经验、无职业技能等级晋升要求的培训学员，可根据自身实际情况自主选择本职业培训课程体系。具体方法为：（1）选择课程模块；（2）在模块中筛选课程；（3）在课程中筛选学习单元；（4）组合成本次培训的课程内容。

培训教师可以根据以上方法对培训学员进行单独指导。对于订单培训，培训教师可以按照如上方法，对照订单需求进行培训课程的选择。

1.2 职业指南

1.2.1 职业描述

眼镜验光员是使用验光仪器及辅助设备，检查视力、眼睛屈光度及融像机能，开具眼镜验光处方并指导视觉康复训练的人员。

1.2.2 职业培训对象

眼镜验光员职业培训的对象主要包括：城乡未继续升学的应届初高中毕业生、农村转移就业劳动者、城镇登记失业人员、转岗转业人员、退役军人、企业在职职工、高校毕业生等各类有培训需求的人员。

1.2.3 就业前景

眼镜验光员的工作岗位有屈光不正检查、接触镜验配、近视防控、双眼视功能训练、弱视训练、低视力验配与康复等行政技术岗位，可以在眼科医院验光配镜中心、视光中心、连锁验配中心、眼保健中心、视光培训机构、视觉康复中心等机构从事工作。

1.3 培训机构设置指南

1.3.1 师资配备要求

（1）培训教师任职基本条件

1）培训五级/初级、四级/中级、三级/高级眼镜验光员的教师应具有本职业二级/技师及以上级别的职业资格证书（技能等级证书）或相关专业中级及以上专业技术职务任职资格。

2）培训眼镜验光员二级/技师的教师应具有本职业一级/高级技师职业资格证书

（技能等级证书）或相关专业高级专业技术职务任职资格。

3）培训眼镜验光员一级/高级技师的教师应具有本职业一级/高级技师职业资格证书（技能等级证书）2年以上或相关专业高级专业技术职务任职资格。

（2）培训教师数量要求（以30人培训班为基准）

专业课教师：2人以上（含2人）。

培训规模超过30人的，按教师与学员之比不低于1∶20配备教师。

1.3.2 培训场所设备配置要求

培训场所设备配置要求如下（以30人培训班为基准）：

（1）理论知识培训场所设备配置要求：40 m² 以上标准教室，多媒体教学设备（计算机、投影仪、幕布或显示屏、网络接入设备、音响设备）、黑板、30套以上桌椅，符合照明、通风、安全等相关规定。

（2）操作技能培训场所设备配置要求：60 m² 以上标准实训室（包括低照度实训室），实习工位充足，设备设施配套齐全，符合环保、劳保、安全、卫生、消防、通风、照明等相关规定及安全规程。

实训用用具设备及其他物品、材料等配置要求如下：

序号	用具设备及其他物品、材料	数量或规格说明	等级				
			五级/初级	四级/中级	三级/高级	二级/技师	一级/高级技师
1	顶焦度计	1台/6人，精度0.01 D	√	√	√	√	√
2	镜度表	1台/6人	√	√			
3	试片箱	1件/5人，266片	√	√	√	√	√
4	视力表灯箱	1件/6人	√	√	√	√	√
5	检影镜	1个/人	√	√	√	√	√
6	模拟眼	1个/人	√	√			
7	电脑自动验光仪	1台/10人	√	√	√	√	√
8	综合验光仪	1台/5人		√	√	√	√
9	投影视力表	1个/5人		√	√	√	√
10	瞳距尺/瞳距仪	1把/人	√	√	√	√	√
11	水平和垂直棱镜排镜	1个/2人				√	√
12	棱镜翻转拍	1个/2人			√	√	√

续表

序号	用具设备及其他物品、材料	数量或规格说明	等级				
			五级/初级	四级/中级	三级/高级	二级/技师	一级/高级技师
13	±2.00 D 球镜翻转拍	1个/2人			✓	✓	✓
14	动态检影卡片	1个/2人		✓	✓	✓	✓
15	随机点立体视本	1本/2人			✓	✓	✓
16	Worth 四点灯	1个/2人			✓	✓	✓
17	裂隙灯显微镜	1台/6人	✓	✓	✓	✓	✓
18	角膜曲率仪	1台/6人			✓	✓	✓
19	眼底镜	1个/2人				✓	✓
20	镜片投影检测仪	1台/6人				✓	✓
21	球镜仪	1台/6人					✓
22	假同色色觉检测图谱	1本/6人				✓	
23	对比敏感度视力表	1个/6人				✓	
24	遮眼板	1个/2人	✓	✓	✓	✓	✓
25	低视力视力表	1个/2人					✓
26	低视力助视器验配箱	1件/6人					✓
27	视野仪	1台/6人					✓
28	眼压计	1台/6人			✓		

1.3.3 教学资料配备要求

（1）培训规范：《眼镜验光员国家职业技能标准》《眼镜验光员职业基本素质培训要求》《眼镜验光员职业技能培训要求》《眼镜验光员职业基本素质培训课程规范》《眼镜验光员职业技能培训课程规范》《眼镜验光员职业基本素质培训考核规范》《眼镜验光员职业技能培训理论知识考核规范》《眼镜验光员职业技能培训操作技能考核规范》。

（2）教学资源、教材教辅、网络资源等内容必须符合"（1）培训规范"。

1.3.4 管理人员配备要求

(1) 专职校长：1人，应具有大专及以上文化程度、中级及以上专业技术职务任职资格，从事职业技术教育及教学管理5年以上，熟悉职业培训的有关法律法规。

(2) 教学管理人员：1人以上，专职不少于1人，应具有大专及以上文化程度、中级及以上专业技术职务任职资格，从事职业技术教育及教学管理5年以上，具有丰富的教学管理经验。

(3) 办公室人员：1人以上，应具有大专及以上文化程度。

(4) 财务管理人员：2人，应具有大专及以上文化程度。

1.3.5 管理制度要求

应建立健全完备的管理制度，包括办学章程与发展规划、教学管理、教师管理、学员管理、财务管理、设备管理等制度。

2 课程包

2.1 培训要求

2.1.1 职业基本素质培训要求

职业基本素质模块	培训内容	培训细目
1. 职业道德与职业守则	1-1 职业道德	(1) 职业道德概述 (2) 职业道德的特点 (3) 职业道德的社会作用 (4) 社会主义职业道德的基本内容 (5) 培养社会主义职业道德的重要意义
	1-2 职业守则	眼镜验光员职业守则
2. 眼科学知识	2-1 眼球的解剖和生理	(1) 眼球壁的解剖和生理 (2) 眼球内容的解剖和生理
	2-2 视路及瞳孔反射路	(1) 视路的生理 (2) 瞳孔反射路的生理
	2-3 眼附属器的解剖和生理	(1) 眼睑的解剖和生理 (2) 结膜的解剖和生理 (3) 泪器的解剖和生理 (4) 眼外肌和眼眶的解剖和生理
	2-4 常见眼病知识	(1) 影响视觉的常见症状 (2) 影响视觉的常见眼病 (3) 其他常见眼病的认识
3. 光学知识	3-1 物理光学知识	(1) 光的本质知识 (2) 光的度量方法
	3-2 几何光学知识	(1) 光的传播概念 (2) 光的基本定律 (3) 三棱镜的结构和性质 (4) 球面透镜的结构和性质 (5) 柱面透镜的结构和性质 (6) 球柱面透镜的结构和性质
	3-3 眼镜光学知识	(1) 眼镜球面透镜的结构和性质 (2) 眼镜柱面透镜的结构和性质 (3) 眼镜棱镜的结构和性质 (4) 镜眼距对透镜的影响 (5) 眼镜的放大作用

续表

职业基本素质模块	培训内容	培训细目
3．光学知识	3-3 眼镜光学知识	(6) 眼镜镜片的曲率和厚度 (7) 眼镜的片形设计规律 (8) 多焦眼镜的结构和性质 (9) 特殊类型的眼镜的结构和性质
4．眼屈光学知识	4-1 眼生理光学知识	(1) 眼的光学系统 (2) 眼的生理性光学缺陷
	4-2 眼的调节与集合知识	(1) 眼的调节功能 (2) 眼的聚散功能
	4-3 眼的屈光不正知识	(1) 屈光不正的基本概念 (2) 远视眼相关知识 (3) 近视眼相关知识 (4) 散光眼相关知识 (5) 屈光参差相关知识 (6) 眼镜矫正屈光不正的机理
5．眼镜商品学知识	5-1 眼镜片知识	(1) 眼镜片的基本属性 (2) 眼镜片材料的分类 (3) 眼镜片材料的处理
	5-2 眼镜架知识	(1) 眼镜架材料知识 (2) 眼镜架款式知识 (3) 眼镜架结构知识
6．相关法律、法规知识	6-1 法律知识	(1)《中华人民共和国劳动法》 (2)《中华人民共和国产品质量法》 (3)《中华人民共和国计量法》 (4)《中华人民共和国消费者权益保护法》
	6-2 法规知识	(1)《医疗器械监督管理条例》 (2)《眼镜镜片》（GB 10810） (3)《眼镜架》（GB/T 14214） (4)《配装眼镜》（GB 13511） (5)《眼科光学 接触镜》（GB/T 11417）

2.1.2 五级／初级职业技能培训要求

职业功能模块	培训内容	技能目标	培训细目
1．接待	1-1 问诊	1-1-1 能询问并记录顾客的一般资料及配镜目的和要求	(1) 顾客一般资料的询问 (2) 顾客配镜目的的询问 (3) 顾客配镜要求的询问
		1-1-2 能询问并记录顾客与验光相关的过去史	(1) 顾客验光相关过去史的询问 (2) 顾客验光相关过去史的记录

续表

职业功能模块	培训内容	技能目标	培训细目
1．接待	1-2 咨询	1-2-1 能解答关于验光配镜的疑问并介绍戴镜常识	(1) 顾客疑问的解答 (2) 戴镜常识的介绍
		1-2-2 能介绍眼镜商品的特点	(1) 镜片特点的介绍 (2) 眼镜架特点的介绍 (3) 接触镜特点的介绍
2．基础检查	2-1 视力检查	2-1-1 能进行视力检查	视力的检查
		2-1-2 能进行导致视力异常的常见原因分析	常见视力异常的分析
	2-2 外眼检查	2-2-1 能用放大照明法进行眼附属器的常规检查	眼附属器的常规检查
		2-2-2 能用放大照明法进行眼前节的常规检查	眼前节的常规检查
3．屈光检查	3-1 验光	3-1-1 能用电脑验光仪进行屈光定量	电脑验光仪验光
		3-1-2 能用瞳距尺或瞳距仪测定瞳距	(1) 用瞳距尺测定瞳距 (2) 用瞳距仪测定瞳距
		3-1-3 能用检影镜常态定量单光性屈光不正	单光性屈光不正的检影验光
		3-1-4 能参考客观验光的结果，用试片箱将近视、远视和散光镜片插入试镜架中	用试片箱插片法测定屈光
		3-1-5 能用雾视法和最大正镜度的最佳矫正视力维持被测眼调节静态	雾视法和最大正镜度的最佳矫正视力对被测眼调节静态的维持
		3-1-6 能用红绿双色试验精调球镜屈光度	(1) 用红绿双色试验精调球镜屈光度 (2) 用远交叉视标检测精调球镜屈光度
		3-1-7 能用经验法矫正老视	用经验法矫正老视
		3-1-8 能维护、保养、调校电脑验光仪	(1) 电脑验光仪的维护 (2) 电脑验光仪的保养 (3) 电脑验光仪的调校

续表

职业功能模块	培训内容	技能目标	培训细目
3．屈光检查	3-2 确定处方	3-2-1 能通过检测识别主视眼	主视眼的检测识别
		3-2-2 能根据试戴的结果调整试片屈光度	根据试戴结果调整试片屈光度
		3-2-3 能开具近视、远视等屈光不正处方	（1）近视处方的开具 （2）远视处方的开具
	3-3 眼镜检测	3-3-1 能采用中和法对透镜进行定性、定量和定轴分析	（1）透镜的中和法定性分析 （2）透镜的中和法定量分析 （3）透镜的中和法定轴分析
		3-3-2 能使用屈光度表检测光学眼镜镜片的屈光度	用屈光度表检测光学眼镜镜片的屈光度
4．接触镜验配	4-1 接触镜的基本验配	4-1-1 能换算接触镜的处方	接触镜处方的换算
		4-1-2 能摘戴接触镜	（1）接触镜正反面的辨别 （2）接触镜的诊断性试戴 （3）接触镜的摘戴 （4）顾客戴镜不适的排除
	4-2 接触镜的护理	4-2-1 能用护理液护理软性接触镜	（1）多功能护理液对软性接触镜的护理 （2）双氧护理液对软性接触镜的护理
		4-2-2 能指导佩戴接触镜	（1）软性接触镜佩戴者的培训 （2）佩戴者摘戴接触镜的训练 （3）左右镜片的辨别

2.1.3 四级／中级职业技能培训要求

职业功能模块	培训内容	技能目标	培训细目
1．基础检查	1-1 接触镜的配前检查	1-1-1 能用裂隙灯显微镜做外眼常规检查	（1）用弥散投照法做外眼常规检查 （2）用直接投照法检查角膜 （3）用滤光投照法检查角膜
		1-1-2 能排除接触镜的禁忌证	排除接触镜的禁忌证
		1-1-3 能维护、保养、调校裂隙灯显微镜	（1）维护裂隙灯显微镜 （2）保养裂隙灯显微镜 （3）调校裂隙灯显微镜

续表

职业功能模块	培训内容	技能目标	培训细目
1. 基础检查	1-2 泪液和角膜检查	1-2-1 能进行泪液的检查	(1) 定量测定泪液破裂时间 (2) 定量测定泪液分泌量
		1-2-2 能进行角膜的检查	(1) 手动角膜曲率仪的使用 (2) 自动角膜曲率仪的使用 (3) 角膜映照检查 (4) 角膜直径测量 (5) 角膜染色检查 (6) 角膜知觉检查
		1-2-3 能维护、保养、调校手动角膜曲率仪	(1) 维护手动角膜曲率仪 (2) 保养手动角膜曲率仪 (3) 调校手动角膜曲率仪
2. 屈光检查	2-1 屈光定量	2-1-1 能用检影镜定量检测复性屈光不正	(1) 用检影镜定量检测模拟眼的复性屈光不正 (2) 用检影镜定量检测人眼的复性屈光不正
		2-1-2 能用散光盘和裂隙片测定被测眼散光	(1) 用散光盘测定被测眼散光 (2) 用裂隙片测定被测眼散光
		2-1-3 能用交叉圆柱镜精调柱镜的轴向和屈光度	(1) 用交叉圆柱镜精调柱镜的轴向 (2) 用交叉圆柱镜精调柱镜的屈光度
		2-1-4 能进行屈光参差的验光	(1) 屈光参差的验光 (2) 采用交替遮盖进行双眼平衡检查
	2-2 开具处方	2-2-1 能根据试戴的结果调整试片屈光度	根据试戴结果调整试片屈光度
		2-2-2 能开具散光和屈光参差的处方	(1) 开具散光处方 (2) 开具屈光参差处方
	2-3 眼镜检测	2-3-1 能用焦度计检测眼镜后顶焦度	(1) 用焦度计检测眼镜镜片的后顶焦度 (2) 用焦度计检测接触镜的后顶焦度
		2-3-2 能用焦度计检测眼镜镜片的棱镜度	用焦度计检测眼镜镜片的棱镜度
3. 接触镜验配	3-1 接触镜配适评估	3-1-1 能采用裂隙灯显微镜进行软性接触镜的配适评估	用裂隙灯显微镜进行软性接触镜的配适评估
		3-1-2 能进行软性接触镜的片上验光	软性接触镜的片上验光

续表

职业功能模块	培训内容	技能目标	培训细目
3．接触镜验配	3-2 接触镜配镜后复查	3-2-1 能评价接触镜的配戴质量	评价接触镜的配戴质量
		3-2-2 能分析顾客配戴接触镜后的投诉原因并进行处理	分析顾客配戴接触镜后的投诉原因并进行处理

2.1.4 三级／高级职业技能培训要求

职业功能模块	培训内容	技能目标	培训细目
1．基础检查	1-1 眼位检查	1-1-1 能进行眼位的客观检查	（1）用角膜映光试验检查眼位 （2）用遮盖试验和去遮盖试验检查眼位
		1-1-2 能进行眼位的主观检查	（1）用马氏杆检查眼位 （2）用十字环形视标检查眼位 （3）用偏振十字视标检查眼位 （4）用棱镜分离法检查眼位 （5）用钟形盘视标检查眼位 （6）用双马氏杆检查眼位
		1-1-3 能维护、保养和调校综合验光仪	（1）维护综合验光仪 （2）保养综合验光仪 （3）调校综合验光仪
	1-2 眼底和眼压检查	1-2-1 能进行眼底和屈光介质检查	（1）用眼底镜检查屈光介质 （2）用眼底镜检查眼底
		1-2-2 能进行眼压检查	（1）用指测法检测眼压 （2）用非接触式眼压计检测眼压
		1-2-3 能维护、保养和调校相关设备	（1）维护、保养和调校直接检眼镜 （2）维护、保养和调校非接触式眼压计
2．屈光检查	2-1 验光	2-1-1 能运用综合验光仪进行常规屈光检查	（1）预前调试综合验光仪 （2）用综合验光仪进行双眼视力平衡检测 （3）常规屈光检查的整体操作
		2-1-2 能进行老视的检测	（1）测定调节幅度 （2）检测老视附加光度

续表

职业功能模块	培训内容	技能目标	培训细目
2. 屈光检查	2-2 开具处方	2-2-1 能开具老视眼镜的处方	(1) 验配双焦眼镜 (2) 验配渐变焦眼镜
		2-2-2 能开具移心棱镜处方并确定加工中心	用移心棱镜矫正眼位异常
		2-2-3 测定特殊眼的瞳距	测定特殊眼的瞳距
	2-3 眼镜检测和校配	2-3-1 能进行老视眼镜的检测	(1) 检测双焦眼镜 (2) 还原渐变焦眼镜的参考点 (3) 检测渐变焦眼镜 (4) 解决渐变焦眼镜配戴不适问题
		2-3-2 能进行成品眼镜的整形和校配	(1) 对成品眼镜进行整形 (2) 对成品眼镜进行校配
3. 接触镜验配	3-1 特殊接触镜验配	3-1-1 能进行环曲面软性接触镜的验配	验配环曲面软性接触镜
		3-1-2 能进行老视近用软性接触镜的验配	(1) 验配单焦老视软性接触镜 (2) 验配双焦和多焦软性接触镜
	3-2 接触镜复查	3-2-1 能用裂隙灯显微镜进行特殊投照检查	(1) 用间接投照法进行眼部检查 (2) 用背面投照法进行眼部检查 (3) 用镜面反射投照法进行眼部检查
		3-2-2 能检查软性接触镜的常见沉淀物和并发症	(1) 检查软性接触镜的常见沉淀物 (2) 检查软性接触镜的常见并发症

2.1.5 二级/技师职业技能培训要求

职业功能模块	培训内容	技能目标	培训细目
1. 基础检查	1-1 特殊视功能检查	1-1-1 能进行对比敏感度视力表的检查	(1) 辨认对比视力表 (2) 连接对比敏感度曲线
		1-1-2 能进行对比暗适应的检查	(1) 被测眼适当明适应后进行暗适应检查 (2) 描记并打印暗适应曲线

续表

职业功能模块	培训内容	技能目标	培训细目
1. 基础检查	1-1 特殊视功能检查	1-1-3 能使用假同色图谱进行辨色力检查	(1) 佩戴常规眼镜辨认假同色图谱 (2) 判断色视觉异常
		1-1-4 能使用对比手试法进行视野检查	采用对比手试法判断视野有无缩小
	1-2 双眼视功能检查	1-2-1 能进行 Worth 四点视标检查	(1) 双眼视矫正屈光不正 (2) 投放红绿滤镜和 Worth 四点视标 (3) 分析双眼同时视和平面融像
		1-2-2 能检查立体视功能	(1) 投放偏振滤镜和立体视检查视标 (2) 分析立体视异常和隐性斜视 (3) 使用随机点方法检查立体视
		1-2-3 能使用综合验光仪检查双眼影像不等	(1) 投放偏振滤镜和垂直对齐、水平对齐视标 (2) 分辨双眼影像不等
2. 屈光检查	2-1 调节与集合检测	2-1-1 能进行调节幅度的检测	(1) 采用移近法/移远法测试调节幅度 (2) 采用负镜法测试调节幅度
		2-1-2 能进行调节反应的检测	(1) 采用近视标进行动态检影 (2) 分析调节滞后量值和调节超前量值
		2-1-3 能进行相对调节的检测	(1) 采用远用眼镜试片注视近视标 (2) 增减试片以测试负相对调节和正相对调节
		2-1-4 能进行调节灵活度的检测	(1) 采用远用眼镜试片注视近视标 (2) 以 +2.00 D/−2.00 D 反转拍测试调节灵活度
		2-1-5 能进行集合幅度的检测	(1) 双眼屈光矫正注视近单列视标 (2) 采用推进/撤退视标测试融像临界 (3) 计算被测者的集合幅度

续表

职业功能模块	培训内容	技能目标	培训细目
2．屈光检查	2-1 调节与集合检测	2-1-6 能进行融像储备的检测	（1）双眼屈光矫正 （2）采用底向内的旋转棱镜测试远距离和近距离负向融像储备 （3）采用底向外的旋转棱镜测试远距离和近距离正向融像储备
		2-1-7 能进行集合灵活度的检测	（1）双眼屈光矫正注视近单列视标 （2）采用 BI3△/BO12△反转拍测试集合灵活度
	2-2 开具处方	2-2-1 能开具等像眼镜处方	（1）计算倍率需求 （2）按倍率需求的 1/2 或 1/3 选择试片 （3）近视眼试片放在屈光度较高的眼前，远视眼试片放在屈光度较低的眼前 （4）根据双眼影像差异缩小开具等像眼镜处方
		2-2-2 能开具眼球震颤的矫正处方	（1）采用负镜矫治急动型眼球震颤 （2）采用增加双眼底向外的三棱镜矫治摆动型眼球震颤 （3）双眼附加茶色试片减轻眼球震颤
3．接触镜验配	3-1 特殊接触镜验配	3-1-1 能进行硬性接触镜的配前检查	（1）根据眼睑评估、屈光检查和角膜曲率检查判断硬性接触镜的适应证 （2）根据配前检查选择试戴片参数
		3-1-2 能进行硬性接触镜的配适评估	（1）根据动态配适和静态配适结果适当调整试戴片参数 （2）硬性接触镜片上验光
		3-1-3 能进行硬性接触镜的配后护理	（1）训练配戴者戴摘镜片、护理镜片、镜片除蛋白 （2）交代复查时间和注意事项
		3-1-4 能进行色盲用接触镜的验配	（1）被测者屈光矫正后接受辨色力检查 （2）戴色盲用接触镜检查辨色力
		3-1-5 能进行圆锥角膜用接触镜的验配	（1）根据角膜曲率的平 K 值选择合适的试戴片 （2）配适评估及片上验光

续表

职业功能模块	培训内容	技能目标	培训细目
3．接触镜验配	3-1 特殊接触镜验配	3-1-6 能进行角膜塑形镜的配适评估	（1）根据角膜曲率测试结果选择试戴片 （2）观察动态配适和静态配适 （3）定量片上验光
		3-1-7 能对配戴角膜塑形镜前后的角膜地形图进行分析	（1）根据配前角膜地形图分析配前角膜环曲面、非球面、不规则形态对塑形的影响 （2）根据配后角膜地形图测试角膜曲率减焦量，指导配适修正
	3-2 接触镜检测	3-2-1 能进行软性接触镜直径、基弧和矢深的检测	（1）用软性接触镜投影检测仪的V形测座检测镜片的直径 （2）用软性接触镜投影检测仪的T形测座检测镜片的基弧和矢深
		3-2-2 能进行硬性接触镜基弧的检测	用球经仪检测硬性接触镜的基弧
4．培训与指导	4-1 培训	4-1-1 能进行理论教学课的演示	（1）制作多媒体教学幻灯，并进行讲授演示 （2）评价相关演示
		4-1-2 能编写理论教学考核试题	（1）编写理论教学主观考核试题 （2）编写理论教学客观考核试题
	4-2 指导	4-2-1 能进行实训教学课的演示	（1）围绕实训课主题进行备课 （2）依照实训4要素进行授课 （3）编写实训报告
		4-2-2 能进行视光专业常用英语会话	（1）根据主题进行专业操作的同时进行英语会话 （2）在指导下通练教材每一课

2.1.6 一级/高级技师职业技能培训要求

职业功能模块	培训内容	技能目标	培训细目
1．基础检查	1-1 特殊视功能检测	1-1-1 能进行阿姆斯勒（Amsler）方格表视野检测	（1）矫正近视力，观察阿姆斯勒（Amsler）方格表 （2）依次排除中央暗点、相对或绝对暗点、闪辉性暗点、视野缺损或全视野缩小、视物变形

续表

职业功能模块	培训内容	技能目标	培训细目
1. 基础检查	1-1 特殊视功能检测	1-1-2 能进行自动视野仪的检测及正常视野的判定	(1) 指导被测者完成视野检测 (2) 打印并分析视野检测结果
		1-1-3 能进行低视力的病史采集	(1) 采集一般资料、病史、全身病史、家族史 (2) 描述患者外观 (3) 了解患者需求 (4) 对病情初步判断
	1-2 双眼视功能检测	1-2-1 能进行诊断眼位检查	(1) 检查原在位诊断眼位、第二诊断眼位、第三诊断眼位 (2) 判断不同诊断眼位所涉及的眼外肌异常
		1-2-2 能进行眼的扫视和跟随运动检查	(1) 记录扫视运动完成时间并评估结果 (2) 记录眼跟随运动完成时间并评估结果
		1-2-3 能实施AC/A比率的梯度法检测	(1) 测试初始斜视角 (2) 测试诱发斜视角 (3) 计算AC/A比率
		1-2-4 能实施AC/A比率的计算法检测	(1) 测定远距离眼位和近距离眼位 (2) 根据远用瞳距计算AC/A比率
		1-2-5 能进行运动性融像图形的绘制和分析	(1) 测定远距离眼位和近距离眼位 (2) 测定负相对调节和正相对调节 (3) 测定远距离和近距离融像储备 (4) 测定调节幅度和集合幅度 (5) 绘制双眼视图形 (6) 分析相对集合范围、融像性集合范围、融像清晰区范围 (7) 分析AC/A比率的近似值
		1-2-6 能采用Sheard准则、1:1准则和Percival准则矫治运动性融像异常	(1) 采用Sheard准则计算缓解棱镜或球镜 (2) 采用1:1准则计算缓解棱镜或球镜 (3) 采用Percival准则计算缓解棱镜或球镜

续表

职业功能模块	培训内容	技能目标	培训细目
1. 基础检查	1-2 双眼视功能检测	1-2-7 能进行注视差异的检测和分析	(1) 采用注视差异视标和偏振滤镜定性分析被测双眼注视差异 (2) 定量分析被测双眼相连性斜视
		1-2-8 能进行注视差异的图形分析	(1) 采用系列诱发棱镜测试系列注视差异参数 (2) 依据系列注视差异参数绘制注视差异曲线 (3) 计算注视差异曲线斜率，并找出水平点
2. 屈光检查	2-1 验光	2-1-1 能进行低视力的视力检测	(1) 检查低远视力，对缩短距离后的远视力检测结果进行换算 (2) 检查低近视力，对缩短距离后的近视力检测结果进行换算 (3) 采用数指、手动和光感评估盲眼残余视力
		2-1-2 能进行低视力的屈光检测	(1) 低视力客观验光（电脑验光仪验光、视网膜检影验光、角膜曲率仪验光和眼底镜验光） (2) 低视力主观验光（综合验光仪验光、试片架验光和原戴眼镜联合 Halberg 片夹验光）
		2-1-3 能进行低视力的眼部健康检查	(1) 裂隙灯外眼检查 (2) 眼底镜屈光介质和视网膜检查 (3) 视野检查 (4) 立体视检查 (5) 对比敏感度检查 (6) 辨色力检查 (7) 眼压检查
		2-1-4 能进行人工晶体手术后相关的屈光检查	(1) 屈光参差检测 (2) 角膜散光屈光检测 (3) 后发障屈光检测 (4) 近附加光度检测
		2-1-5 能进行准分子激光角膜屈光手术后的屈光检查	(1) 假性散光检测 (2) 双眼视力平衡异常检测 (3) 获得性隐斜视检测 (4) 矫正误差检测

续表

职业功能模块	培训内容	技能目标	培训细目
2. 屈光检查	2-2 开具处方	2-2-1 能使用远用望远验光仪进行低视力患者的屈光定量	(1) 指导被测者配戴望远验光仪 (2) 在常规屈光检查的基础上进行调焦或插片验光
		2-2-2 能进行远距离专用低视力助视器和物镜帽的验配	(1) 根据远视力选择远用望远镜倍率 (2) 根据望远镜倍率选择望远镜类型 (3) 根据屈光不正处方选择调焦、目镜后眼镜、物镜帽等矫正方式
		2-2-3 能进行近用望远镜助视器和阅读帽的验配	(1) 根据近视力计算总屈光度和注视距离 (2) 计算放大倍率,附加适当阅读帽屈光度
		2-2-4 能进行近用助视眼镜的验配	(1) 根据近视力计算总屈光度和注视距离 (2) 计算近光心距,并适当附加集合补偿
		2-2-5 能进行立式放大镜助视器的验配	(1) 根据近视力计算总屈光度和注视距离 (2) 计算立式放大镜助视器屈光度,必要时附加近用助视眼镜
		2-2-6 能进行手持放大镜助视器的验配	(1) 根据近视力计算总屈光度 (2) 计算放大倍率和注视距离
		2-2-7 能进行电子助视器的验配	(1) 放置阅读物 (2) 根据残余视力调整电子助视器倍率
		2-2-8 能对视野异常的低视力进行膜状棱镜矫治	(1) 确认患者为同侧偏盲 (2) 在远用矫正眼镜上精确定位棱镜
		2-2-9 能对不同类型的低视力患者提出矫治方案	(1) 测试远近残余视力 (2) 了解患者矫正需求 (3) 合理选择远用助视器种类,并矫正屈光不正 (4) 根据近用屈光度合理选择近用助视器种类
		2-2-10 能进行助视器的使用训练	(1) 远用低视力助视器的使用训练(注视训练、定位训练、扫视训练、追踪训练和搜寻训练) (2) 近用低视力助视器的使用训练(阅读视力训练、操作视力训练和手眼配合训练)

续表

职业功能模块	培训内容	技能目标	培训细目
2．屈光检查	2-2 开具处方	2-2-11 能开具弱视的屈光矫正处方	（1）睫状肌麻痹验光 （2）常态验光，修正客观验光处方以求得最佳矫正视力 （3）定期屈光检测
		2-2-12 能使用直接检眼镜判断注视性质	（1）采用眼底镜星点靶环光标观察眼底 （2）定位黄斑中心凹反光点在星点靶环投影中的位置
	2-3 视觉训练	2-3-1 能进行非老视性调节功能异常的训练	（1）推进训练 （2）Brock 线训练 （3）球镜反转拍训练
		2-3-2 能进行非斜视性聚散功能异常的训练	（1）Vectograms 立体图训练 （2）Brewster 立体镜训练 （3）棱镜反转拍训练
		2-3-3 能进行全面的双眼视功能检测	（1）眼位的检测 （2）感觉性融像的检测 （3）调节的检测 （4）集合和 AC/A 比率的检测 （5）眼运动的检测 （6）双眼视异常的分析 （7）双眼视异常的矫治 （8）双眼注视差异的检测
		2-3-4 能进行中心注视性弱视的训练	（1）配戴远用矫正眼镜 （2）常规遮盖训练 （3）压抑疗法 （4）精细目力训练
		2-3-5 能进行旁中心注视性弱视的训练	（1）后像法 （2）红色滤光镜法 （3）获得中心注视后进一步矫治
3．培训与指导	3-1 培训	3-1-1 能撰写工作技术总结	（1）填写一般资料 （2）填写工作简历 （3）撰写工作技术总结要点
		3-1-2 能进行多媒体教学幻灯的制作和播放	（1）设计多媒体教学幻灯的知识点文字 （2）插入图片或视频 （3）插入页眉页脚 （4）选择播放切换方式 （5）完成封面设计

续表

职业功能模块	培训内容	技能目标	培训细目
3．培训与指导	3-2 指导	3-2-1 能根据指定主题编写实训教学考核试卷	(1) 策划实训教学考核方案 (2) 编写实训教学考核试卷
		3-2-2 能初步阅读视光专业英语资料	(1) 预习阅读 20～30 min (2) 同步口译幻灯上的阅读资料 (3) 在规定时间内笔译阅读资料

2.2 课程规范

2.2.1 职业基本素质培训课程规范

模块	课程	学习单元	课程内容	培训建议	课堂学时
1．职业道德与职业守则	1-1 职业道德	职业道德基本认识	1) 职业道德概述 ①内容 ②表现形式 ③调节范围 ④产生的效果 2) 职业道德的特点 ①职业道德具有适用范围的有限性 ②职业道德具有发展的历史继承性 ③职业道德表达形式的多样性 ④职业道德具有强烈的纪律性 3) 职业道德的社会作用 4) 社会主义职业道德的基本内容	(1) 方法：讲授法、案例教学法	1

续表

模块	课程	学习单元	课程内容	培训建议	课堂学时
1. 职业道德与职业守则	1-1 职业道德	职业道德基本认识	5）培养社会主义职业道德的重要意义 ①促进行业兴旺发达 ②调整和建立新型人际关系 ③做好本职工作 ④实现人的全面发展	（2）重点与难点：培养社会主义职业道德的重要意义	1
	1-2 职业守则	眼镜验光员职业守则	1）遵纪守法，敬业爱岗，遵守职业道德 2）工作认真负责，自觉履行职责 3）文明礼貌，热情待客，全心全意为消费者服务 4）具备刻苦学习、勤奋钻研的工匠精神，不断更新专业知识和技能 5）谦虚谨慎，团结协作，主动配合 6）遵守操作规程，爱护仪器、设备	（1）方法：讲授法、案例教学法 （2）重点与难点：眼镜验光员职业守则	
2. 眼科学知识	2-1 眼球的解剖和生理	（1）眼球壁的解剖和生理	1）外层 ①角膜 ②巩膜 2）中层（葡萄膜） ①虹膜 ②睫状体 ③脉络膜 3）内层 ①视网膜 ②视盘 ③黄斑	（1）方法：讲授法、演示法 （2）重点：角膜的解剖和生理 （3）难点：视网膜的解剖和生理	6
		（2）眼球内容的解剖和生理	1）眼内腔 ①前房 ②后房 ③玻璃体腔 2）眼内容物 ①房水 ②晶状体 ③玻璃体	（1）方法：讲授法、演示法 （2）重点与难点：晶状体的解剖和生理	2

续表

模块	课程	学习单元	课程内容	培训建议	课堂学时
2. 眼科学知识	2-2 视路及瞳孔反射路	(1) 视路的生理	1) 视网膜光感受器 2) 视神经 3) 视交叉 4) 视束 5) 外侧膝状体 6) 视放射 7) 视皮质	(1) 方法：讲授法、演示法 (2) 重点与难点：视路的组成和生理	2
		(2) 瞳孔反射路的生理	1) 对光反射的神经传导 2) 近反射的原理和生理	(1) 方法：讲授法、演示法 (2) 重点与难点：近反射的原理和生理	2
	2-3 眼附属器的解剖和生理	(1) 眼睑的解剖和生理	1) 眼睑的解剖 ①眼睑的形状及位置 ②眼睑的解剖学特点 ③眼睑的组织学分层 ④眼睑的血管 ⑤眼睑的神经 2) 眼睑的功能	(1) 方法：讲授法、演示法 (2) 重点与难点：眼睑的组织学分层	1
		(2) 结膜的解剖和生理	1) 结膜的解剖 ①结膜的形状及位置 ②结膜的解剖学特点 ③结膜的分泌腺 ④结膜的血管 ⑤结膜的神经 2) 结膜的功能	(1) 方法：讲授法、演示法 (2) 重点与难点：结膜的功能	1
		(3) 泪器的解剖和生理	1) 泪器的解剖学特点 ①泪腺和副泪腺 ②泪道 2) 泪液的生理特点 ①泪液的分泌 ②泪液的排泄	(1) 方法：讲授法、演示法 (2) 重点与难点：泪液的分泌和排泄	1

续表

模块	课程	学习单元	课程内容	培训建议	课堂学时
2．眼科学知识	2-3 眼附属器的解剖和生理	（4）眼外肌和眼眶的解剖和生理	1）眼外肌的解剖学特点 ①眼外肌的种类 ②眼外肌的神经支配 2）眼外肌的功能 3）眼眶的组成和功能	（1）方法：讲授法、演示法 （2）重点：眼外肌的种类 （3）难点：眼外肌的功能	3
	2-4 常见眼病知识	（1）影响视觉的常见症状	1）视力下降的致因 2）视野缺损的致因	（1）方法：讲授法、演示法 （2）重点与难点：视力下降的致因	2
		（2）影响视觉的常见眼病的表现	1）屈光介质疾病 ①角膜疤痕 ②白内障 ③玻璃体混浊 2）眼底疾病 ①老年性黄斑变性 ②视网膜脱离 ③视网膜色素变性 ④视网膜中央静脉栓塞 ⑤视网膜中央动脉栓塞 ⑥视神经炎 ⑦视神经萎缩 3）青光眼	（1）方法：讲授法、演示法 （2）重点：屈光介质疾病 （3）难点：眼底疾病	3
		（3）其他常见眼病的认识	1）外眼疾病 ①眼睑疾病 ②泪器疾病 ③结膜疾病 ④角膜疾病 ⑤巩膜疾病 2）内眼疾病 ①晶状体疾病 ②葡萄膜疾病 ③视网膜疾病	（1）方法：讲授法、演示法 （2）重点与难点：角膜疾病、晶状体疾病	1
3．光学知识	3-1 物理光学知识	（1）光的本质知识	1）光的微粒说 2）光的波动说 3）光的电磁说 4）光的量子说	（1）方法：讲授法 （2）重点与难点：光的电磁说	2

续表

模块	课程	学习单元	课程内容	培训建议	课堂学时
3．光学知识	3-1 物理光学知识	（2）光的度量方法	1）视觉光度测量基础 2）光的常用度量单位	（1）方法：讲授法 （2）重点与难点：光的常用度量单位	2
	3-2 几何光学知识	（1）光的传播和基本定律	1）光的传播 ①光线与光束的性质 ②介质的概念 2）光的基本定律 ①光的直线传播定律 ②光的独立传播定律 ③光的反射定律和折射定律 ④光路可逆原理	（1）方法：讲授法、演示法、实训（练习）法 （2）重点与难点：光的基本定律	4
		（2）透镜的知识	1）三棱镜 ①三棱镜的结构 ②三棱镜的光学特性 ③棱镜屈光力的度量及底向标示法 2）球面透镜 ①球面透镜的结构和类别 ②球面透镜的光学特性 3）柱面透镜 ①柱面透镜的结构 ②柱面透镜的光学特性 ③柱面透镜的屈光力及轴向标示法 4）球柱面透镜 ①球柱面透镜的结构 ②球柱面透镜的光学特性 ③球柱面透镜的屈光力及表示法	（1）方法：讲授法、演示法、实训（练习）法 （2）重点：球柱面透镜的光学特性 （3）难点：三棱镜的结构和光学特性	8
	3-3 眼镜光学知识	（1）眼镜球面透镜	1）球面透镜的联合 ①两球面透镜同轴密接联合 ②两球面透镜同轴间距联合 2）球面透镜的转换 ①形式（或片形）转换 ②顶点转换	（1）方法：讲授法、实训（练习）法 （2）重点与难点：球面透镜的联合与转换	2

续表

模块	课程	学习单元	课程内容	培训建议	课堂学时
3．光学知识	3-3 眼镜光学知识	（2）眼镜柱面透镜	1）柱面透镜的联合与转换 ①柱面透镜的联合 ②柱面透镜的转换 2）球柱面透镜的联合与转换 ①球柱面透镜的联合 ②球柱面透镜的转换	（1）方法：讲授法、实训（练习）法 （2）重点与难点：球柱面透镜的联合与转换	3
		（3）眼镜棱镜	1）棱镜度的合成与分解 ①棱镜度的合成 ②棱镜度的分解 ③透镜移心规则 2）薄球面透镜的棱镜效应 ① Prentice 规则 ②球面透镜上任意一点的棱镜效应 3）柱面透镜和球柱面透镜的棱镜效应 ①柱面透镜的棱镜效应 ②球柱面透镜的棱镜效应 4）眼镜的棱镜效应 ①位移、位移不等 ②色散效应 ③像跳 5）眼镜的偏心	（1）方法：讲授法、实训（练习）法 （2）重点：棱镜度的合成与分解 （3）难点：眼镜的棱镜效应	3
		（4）镜眼距	1）镜眼距的等效分析 ①透镜的有效屈光力 ②透镜有效屈光力的公式求解 ③镜眼距改变对镜片有效屈光力的影响 2）戴镜后注视物体时所用调节力的变化	（1）方法：讲授法、实训（练习）法 （2）重点：镜眼距改变对镜片有效屈光力的影响 （3）难点：透镜有效屈光力的公式求解	3

续表

模块	课程	学习单元	课程内容	培训建议	课堂学时
3. 光学知识	3-3 眼镜光学知识	(5) 眼镜的放大作用	1) 球面透镜的物像关系 ①牛顿公式 ②高斯公式 ③放大率 2) 视网膜影像的定量 3) 眼镜的放大倍率 4) 眼镜的相对放大倍率 5) 散光眼镜的视物变形	(1) 方法：讲授法、实训（练习）法 (2) 重点：眼镜的放大倍率和相对放大倍率 (3) 难点：球面透镜的物像关系	3
		(6) 眼镜镜片的曲率和厚度	1) 眼镜镜片的曲率和测量方法 ①曲率 ②测量方法 2) 眼镜镜片的厚度和测量方法 ①中心厚度和边缘厚度 ②测量方法	(1) 方法：讲授法、实训（练习）法 (2) 重点与难点：眼镜镜片的曲率和厚度的测量方法	2
		(7) 眼镜的片形设计	1) 眼镜镜片的像差 ①球差 ②彗差 ③场曲 ④像散 ⑤畸变 ⑥色差 2) 眼镜双面的曲度调配 ①消除像差与镜片设计 ②匹兹凡面 ③镜片弯度与减小畸变 ④基曲对镜片光学质量的影响	(1) 方法：讲授法、实训（练习）法 (2) 重点：眼镜镜片的像差 (3) 难点：眼镜双面的曲度调配	3
		(8) 多焦眼镜和特殊类型的眼镜	1) 双焦眼镜 ①双焦镜片的类型 ②双焦镜片的棱镜效应 2) 多焦眼镜 ①三焦眼镜 ②渐变焦眼镜 3) 特殊类型的眼镜 ①等像眼镜 ②菲涅尔透镜	(1) 方法：讲授法、实训（练习）法 (2) 重点：渐变焦眼镜 (3) 难点：特殊类型的眼镜	5

续表

模块	课程	学习单元	课程内容	培训建议	课堂学时
4．眼屈光学知识	4-1 眼生理光学知识	(1) 眼的光学系统	1) 眼的屈光结构和光学常数 ①角膜 ②房水 ③晶状体 ④玻璃体 2) 眼屈光系统和眼的三对基点 ①眼屈光系统——共轴球面系统 ②眼的三对基点 3) 简化眼 4) 视网膜成像 ①视网膜成像大小的计算 ②影响视网膜成像大小的因素及意义 5) 眼的生理轴与角 ①光轴 ②视轴 ③固定轴 ④视角（α角） ⑤Kappa角（κ角）	(1) 方法：讲授法、实训（练习）法 (2) 重点：眼的屈光结构和光学常数 (3) 难点：眼的生理轴与角	4
		(2) 眼的生理性光学缺陷	1) 眼的几何像差 ①球面像差 ②色像差 ③其他像差 2) 眼的波阵面像差	(1) 方法：讲授法、实训（练习）法 (2) 重点：眼的几何像差 (3) 难点：眼的波阵面像差	4
	4-2 眼的调节与集合知识	(1) 眼的调节功能	1) 调节的定义及机理 ①定义 ②机理 2) 调节的联动 3) 调节的基本概念 ①调节远点、远点距离、静态屈光度 ②调节近点、近点距离、动态屈光度 ③调节范围 ④调节力 ⑤调节幅度	(1) 方法：讲授法、实训（练习）法 (2) 重点：调节的基本概念	4

续表

模块	课程	学习单元	课程内容	培训建议	课堂学时
4.眼屈光学知识	4-2 眼的调节与集合知识	（1）眼的调节功能	4）调节与眼静态屈光状态的关系 ①调节远点和调节近点差异 ②显性调节力和隐性调节力差异 5）调节功能异常 ①调节不足 ②调节过度 ③调节灵活度不良 ④调节衰弱 6）老视眼 ①年龄相关性调节变化 ②老视眼的临床表现 ③老视眼的矫正原则	（3）难点：调节功能异常	4
		（2）眼的聚散功能	1）集合的定义和类型 ①定义 ②类型 2）集合的基本概念 ①集合远点、集合远点距离 ②集合近点、集合近点距离 ③集合范围 ④集合幅度 ⑤集合角 3）调节、集合与屈光状态的关系 ①正视眼的调节与集合的关系 ②屈光不正的调节与集合的关系 4）聚散功能异常 ①集合不足 ②集合过度 ③散开不足 ④散开过度 ⑤基本型外隐斜 ⑥基本型内隐斜 ⑦融像性聚散功能障碍	（1）方法：讲授法、实训（练习）法 （2）重点：集合的基本概念 （3）难点：聚散功能异常	

续表

模块	课程	学习单元	课程内容	培训建议	课堂学时
4.眼屈光学知识	4-3 眼的屈光不正知识	(1) 屈光不正的概述	1) 正视和正视眼临床标准 2) 屈光不正的定义 3) 影响屈光不正的因素 ①正视化现象 ②眼的屈光状态 ③引起屈光不正的主要原因	(1) 方法：讲授法、讨论法 (2) 重点：屈光不正的定义 (3) 难点：影响屈光不正的因素	2
		(2) 远视眼相关知识	1) 远视眼的成因 2) 远视眼的屈光 3) 远视眼的分类 ①依屈光成分分类 ②依远视度数分类 ③依调节状态分类 4) 远视眼的临床表现 ①视力减退 ②视疲劳 ③内斜视 ④眼底变化 5) 远视眼的矫正	(1) 方法：讲授法、讨论法 (2) 重点：远视眼的临床表现 (3) 难点：远视眼的矫正	4
		(3) 近视眼相关知识	1) 近视眼的患病率 2) 近视眼的成因 ①遗传因素 ②环境因素 3) 近视眼的屈光 4) 近视眼的分类 ①依屈光成分分类 ②依近视度数分类 ③依病程进展和病理变化分类 ④依是否有调节因素参与分类 5) 单纯性近视眼的临床表现 ①远视力降低 ②视疲劳 ③眼位 ④眼底	(1) 方法：讲授法、讨论法 (2) 重点：单纯性近视眼的临床表现	6

续表

模块	课程	学习单元	课程内容	培训建议	课堂学时
4．眼屈光学知识	4-3 眼的屈光不正知识	(3) 近视眼相关知识	6) 近视眼的矫正 ①框架眼镜 ②接触镜 ③角膜塑形镜 ④屈光性手术 7) 近视眼的预防 ①高度近视者忌婚配 ②治疗眼及全身性疾病 ③控制环境因素 ④预防近视并发症 ⑤定期进行视力检查	(3) 难点：近视眼的矫正	
		(4) 散光眼相关知识	1) 散光眼的成因 ①曲率原因 ②屈光指数原因 ③屈光系统成分位置偏斜原因 2) 散光眼的屈光 3) 散光眼的分类 ①规则散光 ②不规则散光 4) 散光眼的临床表现 ①视力下降 ②视疲劳 ③弱视	(1) 方法：讲授法、讨论法 (2) 重点与难点：散光眼的临床表现	6
		(5) 屈光参差相关知识	1) 屈光参差的成因 2) 屈光参差的临床表现 ①双眼视功能障碍 ②呈现交替视力 ③单眼视力 ④斜视 3) 屈光参差的矫正原则 ①对儿童屈光参差者 ②对成年人屈光参差者 ③对老年人屈光参差者	(1) 方法：讲授法、讨论法 (2) 重点：屈光参差的临床表现 (3) 难点：屈光参差的矫正原则	2
		(6) 眼镜矫正屈光不正的机理	1) 眼的远点与远点球面 ①眼的远点球面 ②传统的眼镜矫正机理 ③常规矫正说法 ④远点球面矫正说法 2) 眼镜透镜的焦点和焦线，矫正规则散光的机理	(1) 方法：讲授法、讨论法 (2) 重点：眼的远点与远点球面 (3) 难点：眼镜透镜的焦点和焦线	4

续表

模块	课程	学习单元	课程内容	培训建议	课堂学时
5.眼镜商品学知识	5-1 眼镜片知识	（1）眼镜片的基本属性	1）眼镜片的光学属性 ①光的折射 ②光的反射 ③光的透射 ④光的吸收 ⑤光的散射和衍射 2）眼镜片的物理属性 ①机械性质 ②热性质 ③电性质 3）眼镜片的化学属性 ①化学稳定性 ②耐酸、碱、有机溶剂的性能 ③耐辐射化学作用的性能 ④极端条件下材料的反应特性	（1）方法：讲授法、实训（练习）法 （2）重点：眼镜片的光学属性 （3）难点：眼镜片的物理和化学属性	6
		（2）眼镜片材料的分类	1）玻璃介质材料 ①普通玻璃材料 ②高折射率玻璃材料 ③着色玻璃材料 ④玻璃光致变色材料 2）天然水晶材料 3）光学树脂介质材料 ①热固性材料 ②热塑性材料	（1）方法：讲授法、实训（练习）法 （2）重点与难点：光学树脂介质材料	6
		（3）眼镜片材料的处理	1）镜片表面加膜处理 ①镜片表面耐磨损膜处理 ②镜片表面多层减反射膜处理 ③镜片表面顶膜处理 ④镜片表面复合膜处理 ⑤镜片表面功能性加膜处理 2）镜片表面染色处理 ①镜片染色工艺 ②调色染色和梯度染色 ③常见的五种染色镜片	（1）方法：讲授法、实训（练习）法	4

续表

模块	课程	学习单元	课程内容	培训建议	课堂学时
5. 眼镜商品学知识	5-1 眼镜片知识	（3）眼镜片材料的处理	3）光致变色镜片 ①灰色变色镜片 ②橙黄色、浅黄色变色镜片 ③防视网膜退化变色镜片 ④茶色变色镜片 ⑤蓝色变色镜片 ⑥梯度变色镜片 ⑦液晶变色镜片 ⑧渗透法树脂光致变色镜片	（2）重点与难点：镜片表面加膜处理	
	5-2 眼镜架知识	（1）眼镜架的材料	1）金属材料眼镜架 ①黄铜 ②铜镍锌锡合金 ③青铜 ④蒙耐尔合金 ⑤高镍合金 ⑥不锈钢 ⑦钛系列 ⑧金及其合金 ⑨铂及铂金族 ⑩包金 ⑪铝合金 ⑫稀有金属 2）非金属材料眼镜架 ①硝酸纤维素 ②醋酸纤维素 ③乙酸丙酸纤维素 ④环氧树脂 ⑤聚酰胺 ⑥纤维增强塑料 ⑦碳化硅纤维及其复合材料 ⑧金属基复合材料 ⑨TR-90（塑胶钛） ⑩聚醚酰亚胺 3）天然材料眼镜架	（1）方法：讲授法、实训（练习）法 （2）重点：金属材料眼镜架 （3）难点：非金属材料眼镜架	3
		（2）眼镜架的款式	1）按材料分类 ①金属架 ②塑料架 ③混合架	（1）方法：讲授法、实训（练习）法	3

续表

模块	课程	学习单元	课程内容	培训建议	课堂学时
5. 眼镜商品学知识	5-2 眼镜架知识	（2）眼镜架的款式	2）按形式分类 ①全框架 ②半框架 ③无框架 ④组合架和折叠架	（2）重点与难点：眼镜架的款式	
		（3）眼镜架的结构	1）眼镜架各部位名称 ①镜圈 ②鼻梁 ③鼻托 ④桩头 ⑤镜腿 ⑥铰链 ⑦锁紧管 2）眼镜架的规格尺寸 3）眼镜架规格尺寸的表示方法 ①方框法 ②基准线法	（1）方法：讲授法、实训（练习）法 （2）重点：眼镜架各部位名称 （3）难点：眼镜架规格尺寸的表示方法	2
6. 相关法律、法规知识	6-1 法律知识	（1）《中华人民共和国劳动法》	1）《中华人民共和国劳动法》制定的目的 2）《中华人民共和国劳动法》的适用范围 3）劳动者的权利和义务 4）《中华人民共和国劳动法》的主要内容	（1）方法：讲授法 （2）重点与难点：劳动者的权利和义务	1
		（2）《中华人民共和国产品质量法》	1）《中华人民共和国产品质量法》概述 2）产品质量的监督 3）生产者、销售者的产品质量责任和义务 4）损害赔偿	（1）方法：讲授法 （2）重点与难点：生产者、销售者的产品质量责任和义务	1
		（3）《中华人民共和国计量法》	1）《中华人民共和国计量法》概述 2）计量基准器具、计量标准器具和计量检定 3）计量器具管理 4）计量监督 5）法律责任	（1）方法：讲授法 （2）重点与难点：计量基准器具、计量标准器具和计量检定	1

续表

模块	课程	学习单元	课程内容	培训建议	课堂学时
6.相关法律、法规知识	6-1 法律知识	（4）《中华人民共和国消费者权益保护法》	1)《中华人民共和国消费者权益保护法》概述 2) 消费者的权利 3) 经营者的义务 4) 经营者的法律责任 5) 消费争议的解决 6) 消费者合法权益的保护	(1) 方法：讲授法 (2) 重点与难点：经营者的法律责任	1
	6-2 法规知识	（1）《医疗器械监督管理条例》	1)《医疗器械监督管理条例》概述 2) 医疗器械产品注册与备案 3) 医疗器械生产 4) 医疗器械经营与使用 5) 不良事件的处理与医疗器械的召回 6) 监督检查 7) 法律责任	(1) 方法：讲授法 (2) 重点与难点：医疗器械的监督检查	2
		（2）眼镜产品的国家标准	1)《眼镜镜片》(GB 10810) 2)《眼镜架》(GB/T 14214) 3)《配装眼镜》(GB 13511) 4)《眼科光学 接触镜》(GB/T 11417)	(1) 方法：讲授法 (2) 重点与难点：《配装眼镜》(GB 13511)	4
课堂学时合计					140

2.2.2 五级/初级职业技能培训课程规范

模块	课程	学习单元	课程内容	培训建议	课堂学时
1. 接待	1-1 问诊	(1) 询问屈光异常与特殊验光者的表现	1) 屈光异常的表现 ①远视眼的表现 ②近视眼的表现 ③散光眼的表现 ④老视眼的表现 2) 特殊验光者的一般表现 ①屈光参差的表现 ②调节和集合异常的表现 ③显斜视和隐斜视的表现 ④弱视的表现 ⑤低视力的表现 ⑥白内障术后的表现 ⑦准分子激光近视矫正术后的表现 ⑧角膜塑形术后的表现 3) 询问顾客配镜目的与要求的操作流程	(1) 方法：讲授法、情景表演法 (2) 重点：屈光异常、特殊验光者的表现 (3) 难点：初步判断顾客目前眼部的健康状况和屈光状况	4
		(2) 询问影响视觉与视力矫正的症状	1) 影响视觉的常见症状 ①自幼视力差 ②视力下降 ③视野缺损 ④其他视觉异常 2) 影响视力矫正的常见眼病 ①角膜疤痕 ②白内障 ③玻璃体混浊 ④老年性黄斑部退行变性 ⑤视网膜脱离 ⑥视网膜色素变性 ⑦视网膜中央动脉、静脉栓塞 ⑧青光眼 3) 影响接触镜验配的常见眼病	(1) 方法：讲授法、讨论法	6

续表

模块	课程	学习单元	课程内容	培训建议	课堂学时
1. 接待	1-1 问诊	(2) 询问影响视觉与视力矫正的症状	4) 影响视力矫正的常见全身病 5) 影响视力矫正的药物反应 6) 与遗传相关的眼病常识 ①屈光不正的遗传方式 ②其他眼病的遗传方式 7) 眼镜验配错误或使用不当的表现 ①框架眼镜验配错误或使用不当的表现 ②接触镜验配错误或使用不当的表现 8) 询问配镜者验光相关过去史的操作流程	(2) 重点：常见眼病及眼病与全身病的关系，验配错误或使用不当的表现 (3) 难点：掌握顾客的戴镜历史及病史、家族史	
	1-2 咨询	(1) 配镜原则与戴镜常识	1) 屈光异常者的配镜原则 ①远视眼的配镜原则 ②近视眼的配镜原则 ③散光眼的配镜原则 ④老视眼的配镜原则 2) 特殊验光者的配镜原则 ①屈光参差的配镜原则 ②隐斜视的配镜原则 ③弱视的配镜原则 ④低视力的配镜原则 ⑤眼球震颤的配镜原则 3) 戴镜常识 ①框架眼镜的戴镜常识 ②接触镜的戴镜常识 ③低视力助视器的戴镜常识 4) 解答验光配镜疑问的操作流程	(1) 方法：讲授法、讨论法 (2) 重点：屈光异常者、特殊验光者的配镜原则及戴镜常识 (3) 难点：解答顾客验光配镜的相关问题	6

续表

模块	课程	学习单元	课程内容	培训建议	课堂学时
1. 接待	1-2 咨询	(2) 介绍眼镜商品	1) 眼镜片的种类和特点 ①玻璃镜片 ②光学树脂镜片 ③水晶镜片 2) 眼镜架的种类和特点 3) 接触镜的种类和特点 4) 眼镜商品介绍的操作流程	(1) 方法：讲授法、讨论法、实物示教法 (2) 重点：眼镜商品的种类和特点 (3) 难点：介绍眼镜片、眼镜架和接触镜的特点	6
2. 基础检查	2-1 视力检查	(1) 检查视力	1) 视角和视力 ①视角和视力的概念 ②视角与视标的设计 ③视标的类型 ④视力的记录方法 ⑤视觉分辨力极限理论 2) 视力表的设计 ① Snellen 视力表 ②对数视力表 ③ Bailey-Lovie 视力表 ④儿童视力表 ⑤内置式视力表 ⑥近视力表 3) 检查远视力的操作流程 4) 检查近视力的操作流程	(1) 方法：讲授法、演示法、实训（练习）法、角色扮演法 (2) 重点：视角的概念、视力表原理及正确使用方法 (3) 难点：准确测得裸眼及矫正视力	10
2. 基础检查	2-1 视力检查	(2) 分析视力异常	1) 视力异常的分析方法 ①低于 5.0 视力的分析 ②低于 4.0 视力的分析 2) 视力检测结果的分析 ①影响视力检测的因素 ②远视力和近视力与屈光不正 3) 针孔视力的检测 4) 光感和光定位的检测 ①检测光感 ②记录光定位	(1) 方法：讲授法、演示法、实训（练习）法、角色扮演法 (2) 重点：视力检测结果的分析方法，针孔视力、光感和光定位的检测方法 (3) 难点：进行视力异常分析	6

续表

模块	课程	学习单元	课程内容	培训建议	课堂学时
2. 基础检查	2-2 外眼检查	(1) 检查眼附属器	1) 外眼的常规检查程序 ①检查程序 ②检查方式 2) 眼附属器的常见异常 ①眼睑 ②睫毛 ③泪器 ④结膜 ⑤眼位 3) 眼附属器常规检查的操作流程 4) 翻转上眼睑的操作流程	(1) 方法：讲授法、演示法、实训（练习）法、角色扮演法 (2) 重点：外眼的常规检查程序 (3) 难点：观察眼附属器是否有异常及对验光配镜的影响	4
		(2) 检查眼前节	1) 眼前节的常见异常 ①角膜 ②巩膜 ③房水 ④瞳孔和虹膜 ⑤晶状体 ⑥眼球 2) 眼前节常规检查的操作流程	(1) 方法：讲授法、演示法、实训（练习）法、角色扮演法 (2) 重点：眼球的常见异常 (3) 难点：观察眼前节的改变，使用放大照明法进行眼前节的常规检查	4
3. 屈光检查	3-1 验光	(1) 电脑验光仪验光	1) 电脑验光仪的基本原理 ①焦度计原理 ②谢纳原理 2) 电脑验光仪的原理和评价 3) 电脑验光仪验光的操作流程	(1) 方法：讲授法、演示法、实训（练习）法、角色扮演法 (2) 重点：电脑验光仪的原理及使用注意事项 (3) 难点：使用电脑验光仪对被检者进行客观验光	4
		(2) 测定远用瞳距	1) 瞳距的测量工具 ①瞳距尺 ②瞳距仪 2) 瞳距的测量方法和原理	(1) 方法：讲授法、实物示教法、演示法、实训（练习）法、角色扮演法	4

续表

模块	课程	学习单元	课程内容	培训建议	课堂学时
3.屈光检查	3-1 验光	（2）测定远用瞳距	3）瞳距尺测定远用瞳距的操作流程 4）瞳距仪测定远用瞳距的操作流程	（2）重点：瞳距测量的重要性及其基本知识 （3）难点：瞳距的测量方法	
		（3）检影验光	1）检影镜的结构 ①投射系统 ②观察系统 2）检影验光的基本原理 3）检影镜的使用方法 4）检影验光分析 ①检影的目的 ②视网膜反射光移动的原理 ③检影要素 5）检影距离的选择及工作距离的换算 6）常态检影验光的评价 7）模拟眼检影验光的操作流程 8）眼常态检影验光的操作流程	（1）方法：讲授法、实物示教法、案例教学法、演示法、实训（练习）法、角色扮演法 （2）重点：检影验光的基本原理 （3）难点：使用检影验光初步确定近视眼、远视眼的屈光度	14
		（4）插片法测定屈光	1）试片箱的构成和检测功能 ①正负球面透镜片 ②正负柱面透镜片 ③三棱镜片 ④交叉柱镜片 ⑤红、绿色片 ⑥裂隙片 ⑦针孔片 ⑧遮片 ⑨平光片 2）试镜架的结构和调试方法 ①试镜架的主要结构 ②试镜架的调试 3）试片箱插片法测定屈光的操作流程	（1）方法：讲授法、案例教学法、实物示教法、演示法、实训（练习）法、角色扮演法 （2）重点：插片法的验配原则 （3）难点：用插片法为被检者验配眼镜	4

续表

模块	课程	学习单元	课程内容	培训建议	课堂学时
3. 屈光检查	3-1 验光	(5) 雾视验光	1) 远视眼的调节张力 2) 近视眼的调节张力 3) 远雾视法的原理 4) 雾视法的操作流程	(1) 方法：讲授法、演示法、实训（练习）法、角色扮演法 (2) 重点：雾视法的基本原理及雾视的基本方法 (3) 难点：在主观验光中正确使用雾视技术	2
		(6) 精调球镜屈光度	1) 色像差理论 2) 红绿双色试验原理 3) 被测眼调节放松的维持方法 4) 远交叉视标检测 ①远交叉视标检测原理 ②远交叉视标适应范围 5) 红绿双色试验的操作流程 6) 远交叉视标检测的操作流程	(1) 方法：讲授法、案例教学法、演示法、实训（练习）法、角色扮演法 (2) 重点：红绿双色试验、远交叉视标检测的原理 (3) 难点：在插片法验光的基础上使用红绿双色试验、远交叉视标检测，进一步精调球镜屈光度	4
		(7) 经验法矫正老视	1) 老视的机理 2) 老视的致因 3) 经验法矫正老视的原则 4) 经验法矫正老视的操作流程	(1) 方法：讲授法、案例教学法 (2) 重点：老视的致因及经验法矫正老视的原则 (3) 难点：经验法矫正老视	2
		(8) 维护、保养、调校电脑验光仪	1) 电脑验光仪的维护 2) 电脑验光仪的保养 3) 电脑验光仪的调校	(1) 方法：讲授法、演示法、实训（练习）法 (2) 重点：电脑验光仪的维护、保养 (3) 难点：电脑验光仪的调校	2

续表

模块	课程	学习单元	课程内容	培训建议	课堂学时
3．屈光检查	3-2 确定处方	（1）辨别主视眼	1) 主视眼的成因 2) 主视眼对验光的影响 3) 辨别主视眼的操作流程	（1）方法：讲授法、演示法、实训（练习）法 （2）重点：主视眼对验光的影响 （3）难点：辨别主视眼	2
		（2）调整试片屈光度	1) 验光处方的修正原则 ①视疲劳的处理 ②复视的处理 ③影像畸变的处理 2) 常见问题的处理原则 ①儿童验光常见问题的处理 ②成人验光常见问题的处理 ③老年人验光常见问题的处理 3) 调整试片屈光度的操作流程	（1）方法：讲授法、案例教学法、演示法 （2）重点：验光处方的修正原则 （3）难点：根据试戴结果调整试片屈光度	4
		（3）确定处方	1) 处方的基本要素 ①基本格式 ②缩写名称 ③写法举例 ④特别提示 2) 处方的基本原则 ①近视处方 ②远视处方 3) 开具处方的操作流程	（1）方法：讲授法、案例教学法 （2）重点：处方的基本格式 （3）难点：根据被检者验光结果，开具标准配镜处方单	2
	3-3 眼镜检测	（1）中和法分析透镜	1) 视觉像移——透镜定性的原理 2) 中和法——透镜定量的原理 3) 中和法柱镜分析的原理 4) 中和法对透镜进行定性、定量和定轴分析的操作流程	（1）方法：讲授法、案例教学法、演示法、实训（练习）法 （2）重点：中和法对透镜定性和球镜、柱镜定量分析的原理 （3）难点：正确利用中和法对透镜进行定性、定量和定轴分析	4

续表

模块	课程	学习单元	课程内容	培训建议	课堂学时
3．屈光检查	3-3 眼镜检测	（2）屈光度表检测光学眼镜镜片屈光度	1）屈光度表的结构 2）屈光度表的检测原理 3）屈光度表检测光学眼镜镜片屈光度的操作流程	（1）方法：讲授法、案例教学法、演示法、实训（练习）法 （2）重点：屈光度表的结构、检测原理及正确使用方法 （3）难点：准确测量各类镜片的球镜屈光度及柱镜屈光度	4
4．接触镜验配	4-1 接触镜的基本验配	（1）换算接触镜处方	1）接触镜顶点屈光度的换算 ①接触镜与框架眼镜屈光状态的差异 ②接触镜顶点屈光度换算的原理和方法 2）接触镜矫正散光的原理 ①接触镜的泪液透镜 ②最小弥散圈矫正原理 3）球面接触镜处方的换算	（1）方法：讲授法、案例教学法 （2）重点：接触镜顶点屈光度换算的原理和方法，接触镜矫正散光的原理 （3）难点：依实际需求进行处方调整，为配镜者确定舒适的接触镜处方	8
		（2）摘戴接触镜	1）接触镜的基础特性 2）接触镜的优点 3）接触镜的适应证 4）接触镜的类型 ①按接触镜的材料分类 ②按接触镜的设计分类 ③按接触镜的佩戴方式分类 ④按接触镜的使用周期分类 5）接触镜的选择原则 ①影响接触镜佩戴的镜片因素 ②影响接触镜佩戴的眼部因素	（1）方法：讲授法、案例教学法、演示法、实训（练习）法、角色扮演法 （2）重点：接触镜的基础特性、优点及适应证，接触镜的摘戴方法	12

续表

模块	课程	学习单元	课程内容	培训建议	课堂学时
4．接触镜验配	4-1 接触镜的基本验配	（2）摘戴接触镜	6）接触镜正反面的辨别	（3）难点：依配镜者的需求为其选择适宜的接触镜	
			7）接触镜的诊断性试戴 ①诊断性试戴镜片的管理 ②戴镜后常见问题的处理		
			8）摘戴接触镜的操作流程		
			9）顾客戴镜不适的排除		
	4-2 接触镜的护理	（1）清洁保养接触镜	1）多功能护理液 ①多功能护理液的成分 ②多功能护理液的功效 ③多功能护理液的用法	（1）方法：讲授法、演示法、实训（练习）法 （2）重点：多功能护理液和双氧护理液的成分、功效及用法 （3）难点：清洁保养接触镜	8
			2）双氧护理液 ①双氧护理液的成分 ②双氧护理液的功效 ③双氧护理液的用法		
		（2）指导佩戴接触镜	1）初次佩戴接触镜的注意事项 ①初次佩戴接触镜的适应时间 ②初次佩戴接触镜的常见问题和解决方法	（1）方法：讲授法、演示法 （2）重点：指导佩戴者正确使用接触镜 （3）难点：处理接触镜佩戴中的常见问题	12
			2）佩戴接触镜须知		
			3）软性接触镜配发前的戴镜者培训		
			4）训练佩戴者摘戴接触镜		
			5）戴镜法辨别左右眼镜片		
课堂学时合计					138

2.2.3 四级／中级职业技能培训课程规范

模块	课程	学习单元	课程内容	培训建议	课堂学时
1. 基础检查	1-1 接触镜的配前检查	（1）裂隙灯显微镜的常规眼部检查	1）裂隙灯显微镜的结构 ①观察系统 ②照明系统 ③机械支持部分 ④辅助用品 2）裂隙灯显微镜的工作原理 3）裂隙灯显微镜的常用检查方法及原理 ①弥散投照法 ②直接投照法 ③滤光投照法	（1）方法：讲授法、实训（练习）法、演示法 （2）重点：裂隙灯显微镜的结构、工作原理和常用检查方法 （3）难点：使用裂隙灯显微镜进行常规眼部检查	5
		（2）接触镜的禁忌证	1）裂隙灯显微镜眼部常规检测程序和内容 2）接触镜的主要禁忌证 ①眼部禁忌证 ②全身禁忌证 ③个体条件禁忌证 ④环境条件禁忌证	（1）方法：讲授法、演示法、案例教学法 （2）重点：裂隙灯显微镜眼部常规检测程序和内容 （3）难点：排除接触镜的常见禁忌证	5
		（3）裂隙灯显微镜的维护、保养和调校	1）裂隙灯显微镜的维护 2）裂隙灯显微镜的保养 3）裂隙灯显微镜的调校	（1）方法：讲授法、演示法、实训（练习）法 （2）重点：裂隙灯显微镜的维护和保养 （3）难点：裂隙灯显微镜的调校	5
	1-2 泪液和角膜检查	（1）泪液的检查	1）泪器 ①泪器的解剖结构和生理 ②常见的泪器异常 2）泪液 ①泪液的生理 ②泪液异常对佩戴接触镜的影响	（1）方法：讲授法、讨论法、实训（练习）法、角色扮演法	5

续表

模块	课程	学习单元	课程内容	培训建议	课堂学时
1. 基础检查	1-2 泪液和角膜检查	（1）泪液的检查	3）泪膜破裂时间测定 ①荧光素裂隙灯检查法 ②电脑验光仪检查法 4）泪液分泌量测定 ① Schirmer 试验 ②染色棉丝法	（2）重点：泪器的解剖结构和生理、常见的泪器异常，泪液的生理、泪液异常对佩戴接触镜的影响 （3）难点：进行泪液的检查	
		（2）角膜的检查	1）角膜的解剖 ①角膜的形态 ②角膜的分层 2）角膜的生理 ①角膜的透明性 ②角膜的屈光性 ③角膜的敏感性 ④角膜损伤的修复 ⑤角膜的代谢 3）角膜曲率仪 ①角膜曲率仪的结构 ②角膜曲率仪的工作原理 4）角膜曲率的检测 ①手动角膜曲率仪 ②全自动角膜曲率仪 ③可测角膜曲率的自动电脑验光仪 5）角膜映照检查 6）角膜直径测量 7）角膜染色检查 8）角膜知觉检查 ①棉丝法 ②角膜知觉计	（1）方法：讲授法、讨论法、实训（练习）法、角色扮演法 （2）重点：角膜的解剖和生理、角膜曲率仪的结构和工作原理 （3）难点：检测角膜曲率，检查角膜映照、角膜染色和角膜知觉，测量角膜直径	5
		（3）手动角膜曲率仪的维护、保养和调校	1）手动角膜曲率仪的维护 2）手动角膜曲率仪的保养 3）手动角膜曲率仪的调校	（1）方法：讲授法、演示法、实训（练习）法 （2）重点：手动角膜曲率仪的维护和保养 （3）难点：手动角膜曲率仪的调校	5

续表

模块	课程	学习单元	课程内容	培训建议	课堂学时
2. 屈光检查	2-1 屈光定量	(1) 检影镜定量检测复性屈光不正	1) 睫状肌麻痹检影验光 ①常用的睫状肌麻痹剂 ②睫状肌麻痹检影验光的程序 ③睫状肌麻痹检影验光的评价 2) 检影镜定量常态复杂屈光异常 ①带状光检影镜的结构和基本操作 ②带状光检影镜对散光眼常态检影验光的步骤 ③常见复杂反射光的解决方法 3) 检影镜定量检测有散光的屈光不正 ①模拟眼 ②人眼	(1) 方法：讲授法、实物示教法、实训（练习）法 (2) 重点：常用的睫状肌麻痹剂，睫状肌麻痹检影验光的程序和评价，带状光检影镜对散光眼常态检影验光的步骤，常见复杂反射光的解决方法 (3) 难点：使用常用的睫状肌麻痹剂进行复性屈光不正的常态检影	15
		(2) 散光盘和裂隙片测定被测眼散光	1) 散光盘检测的原理和方法 2) 裂隙片检测的原理和方法 ①雾视 ②判断散光的主子午线 ③确定两条主子午线方向的读数	(1) 方法：讲授法、实训（练习）法 (2) 重点：散光盘和裂隙片检测的原理和方法 (3) 难点：使用散光盘和裂隙片测定被测眼散光	4
		(3) 交叉圆柱镜精调柱镜的轴向和屈光度	1) 交叉圆柱镜 ①交叉圆柱镜的结构和特性 ②交叉圆柱镜的基本检测程序 2) 交叉圆柱镜精调柱镜轴向的原理和方法 ①柱镜试片轴向正确 ②柱镜试片轴向有误 ③柱镜试片轴向的调整方法	(1) 方法：讲授法、实训（练习）法、演示法 (2) 重点：交叉圆柱镜的结构和特性，交叉圆柱镜精调柱镜轴向和屈光度的原理及方法	4

续表

模块	课程	学习单元	课程内容	培训建议	课堂学时
2. 屈光检查	2-1 屈光定量	（3）交叉圆柱镜精调柱镜的轴向和屈光度	3）交叉圆柱镜精调柱镜屈光度的原理和方法 ①柱镜试片度数误矫的定性和定量分析 ②柱镜试片度数误矫的调整方法	（3）难点：使用交叉圆柱镜精调柱镜的轴向和屈光度	
		（4）屈光参差的验光	1）屈光参差的病因和分类 ①病因 ②分类	（1）方法：讲授法、案例教学法 （2）重点：屈光参差的病因和分类，屈光参差的临床表现，屈光参差的矫正原则 （3）难点：进行屈光参差的验光	2
			2）屈光参差的临床表现 ①双眼交替抑制 ②持续性单眼抑制		
			3）屈光参差的矫正原则		
	2-2 开具处方	开具处方	1）散光和屈光参差的处方原则	（1）方法：讲授法、案例教学法 （2）重点：散光和屈光参差的处方原则 （3）难点：散光和屈光参差处方中常见问题的处理原则	2
			2）散光和屈光参差处方的修正原则		
			3）散光和屈光参差处方中常见问题的处理原则		
	2-3 眼镜检测	（1）焦度计检测眼镜镜片后顶焦度	1）焦度计 ①焦度计的分类和结构 ②焦度计的检测原理	（1）方法：讲授法、演示法、实训（练习）法 （2）重点：焦度计的结构、检测原理和检测方法 （3）难点：使用焦度计检测眼镜镜片和接触镜的后顶焦度	2
			2）顶焦度相关国家标准的内容		
			3）眼镜镜片后顶焦度的检测 ①手动焦度计 ②自动焦度计		
			4）接触镜后顶焦度的检测 ①硬性接触镜 ②软性接触镜		

续表

模块	课程	学习单元	课程内容	培训建议	课堂学时
2. 屈光检查	2-3 眼镜检测	(2) 焦度计检测眼镜镜片的棱镜度	1) 棱镜的光学效应 2) 棱镜相关国家标准的内容 3) 棱镜度的检测方法 ①手动焦度计 ②自动焦度计	(1) 方法：讲授法、实训（练习）法 (2) 重点：棱镜的光学效应及棱镜相关国家标准的内容 (3) 难点：使用焦度计检测眼镜镜片的棱镜度	1
3. 接触镜验配	3-1 接触镜配适评估	(1) 接触镜的配适评估	1) 软性接触镜配适的影响因素 ①软性接触镜的材料 ②软性接触镜的设计 ③软性接触镜的加工工艺 2) 接触镜的配适评估项目 ①试戴镜选择 ②镜片覆盖角膜的程度与中心定位 ③移动度与松紧度 ④舒适度 ⑤角膜缘部结膜充血 ⑥视力稳定性 3) 接触镜配适的注意事项 ①试戴镜消毒保管 ②初次戴试戴镜问题 ③更新镜片后戴试戴镜问题 ④配适评估过程中的问题	(1) 方法：讲授法、实训（练习）法、实物示教法 (2) 重点：软性接触镜配适的影响因素，接触镜配适评估的项目和方法 (3) 难点：采用裂隙灯进行软性接触镜的配适评估	20
		(2) 接触镜的片上验光	1) 接触镜的屈光界面 2) 接触镜的前曲率半径 3) 泪液透镜 4) 接触镜的放大倍率	(1) 方法：讲授法、演示法、讨论法、角色扮演法 (2) 重点：接触镜的基本光学原理 (3) 难点：进行软性接触镜的片上验光，追加矫正度数，确定合适的软性接触镜处方	20

续表

模块	课程	学习单元	课程内容	培训建议	课堂学时
3．接触镜验配	3-2 接触镜配镜后复查	（1）接触镜的配戴质量	1）接触镜配戴质量的评估 ①一般项目复查 ②特殊项目复查 ③眼部常见问题 ④镜片常见问题 2）除蛋白酶制剂 ①除蛋白酶制剂的成分 ②除蛋白酶制剂的作用机理 ③除蛋白酶制剂的使用方法及注意事项 3）润眼液制剂 ①润眼液制剂的成分 ②润眼液制剂的作用机理	（1）方法：讲授法、演示法、讨论法 （2）重点：接触镜配戴质量的评估项目，除蛋白酶制剂和润眼液制剂的作用机理 （3）难点：根据戴镜者的配后复查项目评价接触镜的配戴质量，分析眼部和镜片常见问题的产生原因，并进行正确处理	10
		（2）接触镜配戴后投诉的处理	1）视力不良 ①视物模糊 ②视力不稳定 ③视物不舒服 2）眼部不适 ①配戴后数日眼部不适 ②镜片配戴后即刻出现不适 ③突发性眼痛 ④异物感 ⑤瘙痒感 ⑥干燥感 ⑦烧灼感 ⑧眼睛发红（充血） 3）镜片问题 ①镜片遗失 ②镜片破裂 ③镜片其他问题	（1）方法：讲授法、案例教学法 （2）重点：接触镜配戴后的常见问题 （3）难点：分析接触镜配戴后的投诉原因，并进行处理	10
课堂学时合计					120

2.2.4 三级/高级职业技能培训课程规范

模块	课程	学习单元	课程内容	培训建议	课堂学时
1. 基础检查	1-1 眼位检查	(1) 眼位的客观检查	1) 眼外肌的解剖和生理 ①眼眶和筋膜系统 ②眼外肌 ③主动肌、对抗肌、协同肌和配偶肌 2) 显性斜视的定义、分类和表现 ①共同性斜视 ②麻痹性斜视 3) 眼位的客观检查方法 ①睑位望诊 ②测定 Kappa 角 ③角膜映光试验 ④遮盖试验和去遮盖试验 ⑤代偿头位	(1) 方法：讲授法、演示法、案例教学法 (2) 重点：眼外肌的解剖和生理，显性斜视的基础知识，眼位的客观检查方法 (3) 难点：睑位和头位异常的分析判断	24
		(2) 眼位的主观检查	1) 隐性斜视的基础知识 ①隐性斜视的病因 ②隐性斜视的分类和表现 2) 隐性斜视的主观检查方法 ①马氏杆检查 ②十字环形视标检查 ③偏振十字视标检查 ④棱镜分离法检查 ⑤钟形盘视标检查 ⑥双马氏杆检查	(1) 方法：讲授法、演示法、讨论法 (2) 重点与难点：隐性斜视的基础知识及主观检查方法	24
		(3) 综合验光仪的维护、保养和调校	1) 综合验光仪的维护 2) 综合验光仪的保养 3) 综合验光仪的调校	(1) 方法：讲授法、演示法、实训（练习）法 (2) 重点：综合验光仪的维护和保养 (3) 难点：综合验光仪的调校	4
	1-2 眼底和眼压检查	(1) 眼底和屈光介质的检查	1) 眼底镜 ①眼底镜的结构 ②眼底镜的工作原理	(1) 方法：讲授法、演示法	12

续表

模块	课程	学习单元	课程内容	培训建议	课堂学时
1. 基础检查	1-2 眼底和眼压检查	（1）眼底和屈光介质的检查	2）屈光介质和眼底的检查 ①屈光介质检查 ②眼底检查 3）常见的屈光介质和眼底疾病 ①常见的屈光介质疾病 ②常见的眼底疾病	（2）重点与难点：常见的屈光介质和眼底疾病，屈光介质和眼底的检查	
		（2）眼压的检查	1）房水的生理 2）眼压的生理 ①眼压的正常值和生理性波动 ②正常眼压和病理性眼压 3）眼压的测定 ①压平式眼压计 ②压陷式眼压计 ③非接触式眼压计 4）指测法检测眼压的操作程序	（1）方法：讲授法、演示法 （2）重点：眼压的影响因素、正常眼压的概念、常用的眼压测定方法 （3）难点：正常眼压和病理性眼压的判断	8
		（3）设备的维护、保养和调校	1）直接检眼镜的维护、保养和调校 ①直接检眼镜的维护 ②直接检眼镜的保养 ③直接检眼镜的调校 2）非接触眼压计的维护、保养和调校 ①非接触眼压计的维护 ②非接触眼压计的保养 ③非接触眼压计的调校	（1）方法：讲授法、演示法、实训（练习）法 （2）重点：直接检眼镜的维护和保养、非接触眼压计的维护和保养 （3）难点：直接检眼镜的调校、非接触眼压计的调校	4
2. 屈光检查	2-1 验光	（1）综合验光仪的常规屈光检查	1）综合验光仪的结构和功能 ①验光盘 ②视标 2）双眼视力平衡检测 ①双眼视力平衡的生理 ②双眼视力平衡检测的原理 ③双眼视力平衡检测的方法	（1）方法：讲授法、演示法、案例教学法 （2）重点：综合验光仪的结构和功能，用综合验光仪进行连贯性的常规屈光检查	32

续表

模块	课程	学习单元	课程内容	培训建议	课堂学时
2．屈光检查	2-1 验光	（1）综合验光仪的常规屈光检查	3）常规屈光检查 ①综合验光仪的预前调试 ②常规屈光检查的整体操作	（3）难点：双眼视力平衡的检测	24
		（2）老视的检测	1）老视的机理 2）老视的矫正原则 3）老视的检测方法 ①调节幅度的检测 ②融像性交叉柱镜的检测	（1）方法：讲授法、演示法、案例教学法 （2）重点与难点：老视的相关知识和常用检测方法	
	2-2 开具处方	（1）老视眼镜处方的开具	1）双焦眼镜和三焦眼镜 ①双焦眼镜 ②三焦眼镜 2）渐变焦眼镜 ①渐变焦眼镜的设计 ②渐变焦眼镜的验配原则 ③常见的渐变焦眼镜验配不当	（1）方法：讲授法、演示法、讨论法 （2）重点与难点：双焦、三焦和渐变焦眼镜的验配及处方的开具	24
		（2）特殊眼镜处方的开具	1）移心棱镜矫正眼位异常 ①眼位异常的棱镜矫治原则 ②移心棱镜的计算 ③开具移心棱镜处方并确定加工中心 2）光心参数的测定 ①光心参数概述 ②光心参数的种类 3）特殊眼瞳距的测定 ①斜视眼 ②瞳孔不等眼 ③瞳孔偏位眼	（1）方法：讲授法、讨论法、案例教学法 （2）重点：开具移心棱镜处方、确定移心棱镜的加工中心 （3）难点：测定特殊眼的瞳距	16
	2-3 眼镜检测和校配	（1）老视眼镜的检测	1）近用眼镜的检测 ①近用眼镜的检测设备 ②近用眼镜的检测标准 2）双焦眼镜的检测 ①双焦眼镜的屈光度测定 ②双焦眼镜的轴向测定	（1）方法：讲授法、演示法	16

续表

模块	课程	学习单元	课程内容	培训建议	课堂学时
2. 屈光检查	2-3 成品眼镜检测和校配	（1）老视眼镜的检测	3）渐变焦眼镜的检测 ①恢复渐变焦镜片标记 ②单侧瞳距和瞳高的检测 ③屈光度检测 ④补偿棱镜检测 ⑤镜片旋向平整性检测 ⑥镜片基弧检测	（2）重点与难点：近用眼镜、双焦眼镜和渐变焦眼镜主要参数的检测	16
		（2）成品眼镜的调校	1）眼镜整形和校配基础知识 ①整形校配对验光处方的影响 ②整形校配的术语和工具	（1）方法：讲授法、演示法、案例分析法 （2）重点与难点：眼镜的整形和校配	
			2）眼镜整形和校配的技术要求		
			3）眼镜整形和校配的项目		
3. 接触镜验配	3-1 特殊接触镜验配	（1）环曲面软性接触镜的验配	1）散光眼 ①散光的病因 ②散光眼的分类和屈光状态 ③散光的表现和矫正方法	（1）方法：讲授法、演示法、案例教学法 （2）重点与难点：环曲面软性接触镜的验配	16
			2）环曲面软性接触镜 ①环曲面软性接触镜的类型 ②环曲面软性接触镜轴向的稳定方法 ③环曲面软性接触镜的验配		
		（2）近用软性接触镜的验配	1）老视近用接触镜的验配 ①老视近用接触镜的适用人群 ②老视眼生理特征对配戴接触镜的影响	（1）方法：讲授法、演示法、讨论法	12
			2）单焦近用接触镜 ①常规接触镜联合框架光学眼镜 ②单眼视型接触镜		

续表

模块	课程	学习单元	课程内容	培训建议	课堂学时
3. 接触镜验配	3-1 特殊接触镜验配	(2) 近用软性接触镜的验配	3) 双焦和多焦接触镜 ①交替视型双焦接触镜 ②同时视型双焦或多焦接触镜 4) 渐变焦接触镜	(2) 重点与难点：近用接触镜的矫正原理和验配技术	
	3-2 接触镜复查	(1) 裂隙灯显微镜的特殊投照检查	1) 裂隙灯显微镜的系统组成 ①裂隙灯显微镜的投照系统 ②裂隙灯显微镜的观察系统 2) 裂隙灯显微镜的特殊投照检查方法 ①间接投照法 ②背面投照法 ③镜面反射投照法	(1) 方法：讲授法、演示法 (2) 重点与难点：裂隙灯显微镜的间接投照法、背面投照法和镜面反射投照法	12
		(2) 软性接触镜的常见沉淀物和并发症	1) 软性接触镜常见沉淀物 ①沉淀物的产生 ②接触镜的常见沉淀物 ③沉淀物的辨认和处理 2) 软性接触镜常见并发症及发生机理 ①缺氧相关并发症 ②损伤相关并发症 ③炎症、感染相关并发症	(1) 方法：讲授法、演示法、讨论法 (2) 重点：接触镜的常见沉淀物、戴接触镜后诱发的常见并发症 (3) 难点：接触镜沉淀物的产生、并发症的发生机理及处理原则	12
课堂学时合计					256

2.2.5 二级／技师职业技能培训课程规范

模块	课程	学习单元	课程内容	培训建议	课堂学时
1. 基础检查	1-1 特殊视功能检查	(1) 对比敏感度检查	1) 对比敏感度视力测定原理 ①视力和对比敏感度 ②视觉信息加工的通道模型 ③对比度和对比敏感度 ④对比敏感度函数和限制因素	(1) 方法：讲授法、实训（练习）法 (2) 重点：对比敏感度视力的计量方法	8

续表

模块	课程	学习单元	课程内容	培训建议	课堂学时
1．基础检查	1-1 特殊视功能检查	（1）对比敏感度检查	2）对比敏感度视力的检查 ①对比敏感度视力的计量方法 ②对比敏感度视力表 ③对比敏感度的应用	（3）难点：视力和对比敏感度	
		（2）光视觉的知识和检查	1）光视觉的机理 ①光视觉的概念 ②光感受器知识 ③感光色素的光化反应 ④光视觉二元学说	（1）方法：讲授法、实训（练习）法 （2）重点：暗适应与明适应知识 （3）难点：感光色素的光化反应	8
			2）暗适应与明适应知识 ①暗适应概念和检查 ②明适应概念和检查 ③闪光盲概念		
			3）光视觉异常 ①视网膜色素变性的认识 ②静止性夜盲症的认识 ③全色盲的认识		
		（3）色视觉的知识和检查	1）色视觉的机理 ①颜色的概念 ②色视觉的形成机理 ③色视觉的常见规律	（1）方法：讲授法、实训（练习）法 （2）重点：色视觉异常的检查 （3）难点：色视觉的形成机理	8
			2）色视觉异常和检查 ①色视觉异常的机制 ②色盲的遗传规律 ③色视觉异常的检查		
		（4）视野的知识和检查	1）正常视野的范围	（1）方法：讲授法、实训（练习）法 （2）重点与难点：正常视野范围的判断	2
			2）周边视野缩小的病因分析		
	1-2 双眼视功能检查	（1）双眼同时视和平面融像的检查	1）双眼视的形成 ①双眼视的发育过程 ②双眼视的生理	（1）方法：讲授法、实训（练习）法 （2）重点：双眼视的检查	8
			2）双眼视机能 ①双眼同时视 ②双眼平面融像		

续表

模块	课程	学习单元	课程内容	培训建议	课堂学时
1. 基础检查	1-2 双眼视功能检查	（1）双眼同时视和平面融像的检查	3）双眼视的检查和分析 ①双眼同时视的检查 ②双眼平面融像的检查	（3）难点：双眼视的生理	
		（2）眼的立体视检查	1）双眼立体视 ①定义 ②双眼视差 ③立体视觉区 ④立体视觉的定量 2）单眼立体视	（1）方法：讲授法、实训（练习）法 （2）重点与难点：立体视觉区分析	6
		（3）双眼视异常的检查	1）常见的双眼视异常 ①复视 ②混淆视 ③视觉抑制 ④异常视网膜对应 2）双眼影像不等 ①双眼影像不等的发生机理 ②双眼影像不等的临床表现和检查方法	（1）方法：讲授法、实训（练习）法 （2）重点：双眼影像不等的临床表现和检查方法 （3）难点：常见的双眼视异常	8
2. 屈光检查	2-1 调节与集合检测	（1）调节幅度的知识和检测	1）调节概述 ①调节的诱因 ②调节的过程 ③调节的神经支配 ④物理性调节和生理性调节 2）调节导致的晶状体变化 ①形态变化 ②屈光变化 3）调节幅度概述 ①调节远点 ②调节近点 ③调节范围 ④调节幅度 4）调节幅度的测定 ①调节幅度的正常值 ②眼的屈光状态对调节幅度的影响 ③其他影响调节幅度检测的因素	（1）方法：讲授法、实训（练习）法 （2）重点：调节幅度的测定 （3）难点：调节的机理	8

续表

模块	课程	学习单元	课程内容	培训建议	课堂学时
2. 屈光检查	2-1 调节与集合检测	（2）调节反应的知识和检测	1）调节反应概述 ①调节刺激量 ②调节反应量	（1）方法：讲授法、实训（练习）法 （2）重点：调节反应的分析 （3）难点：调节反应的检测	4
			2）调节反应的检测		
			3）调节反应正常值和异常的分析		
		（3）相对调节的知识和检测	1）相对调节的概念	（1）方法：讲授法、实训（练习）法 （2）重点：相对调节的检测 （3）难点：相对调节异常的分析	4
			2）相对调节的检测		
			3）相对调节正常值和异常的分析		
		（4）调节速度的知识和检测	1）调节速度的概念	（1）方法：讲授法、实训（练习）法 （2）重点与难点：调节速度的检测	4
			2）调节速度的检测		
			3）调节速度正常值和异常的分析		
		（5）集合幅度的知识和检测	1）集合概述 ①集合的基本诱因 ②集合的过程	（1）方法：讲授法、实训（练习）法 （2）重点：集合幅度的定量 （3）难点：集合的分类	12
			2）集合的分类 ①张力性集合 ②调节性集合 ③近感知性集合 ④融像性集合		
			3）集合角及其定量		
			4）集合需求 ①注视差异对集合需求的影响 ②眼位异常对集合需求的影响		
			5）集合近点		
			6）集合幅度概述 ①集合幅度的定量 ②集合幅度正常值和异常的分析		

续表

模块	课程	学习单元	课程内容	培训建议	课堂学时
2.屈光检查	2-1 调节与集合检测	(6) 融像储备的知识和检测	1) 融像储备概述 ①外展储备 ②内收储备 2) 融像储备的定量 ①负向融像储备测试原理 ②正向融像储备测试原理 ③融像储备的测试程序 ④融像储备测试值的记录方法 ⑤Morgan 正常值对照	(1) 方法：讲授法、实训（练习）法 (2) 重点与难点：融像储备的定量	4
		(7) 集合速度的知识和检测	1) 集合速度的概念 2) 集合速度的检测 3) 集合速度正常值和异常的分析	(1) 方法：讲授法、实训（练习）法 (2) 重点与难点：集合速度的检测	4
	2-2 开具处方	(1) 开具等像眼镜处方	1) 眼镜的等像需求 2) 像倍率公式 ①总放大倍率 ②焦性放大率 ③形式放大率 3) 等像眼镜的设计 ①等像参数的定量 ②常用的等像眼镜 4) 等像眼镜的验配 ①倍率需求 ②试戴 ③决定参数	(1) 方法：讲授法、实训（练习）法 (2) 重点：等像眼镜的验配 (3) 难点：等像眼镜的设计	6
		(2) 开具眼球震颤的矫正处方	1) 眼球震颤概述 ①眼球震颤的发生机理 ②眼球震颤的分类 2) 眼球震颤的临床特征 ①发病年龄 ②眼球震颤的临床特征 ③眼位异常 ④视力下降 ⑤屈光不正 ⑥代偿头位	(1) 方法：讲授法、实训（练习）法 (2) 重点：眼球震颤的矫治原则	6

续表

模块	课程	学习单元	课程内容	培训建议	课堂学时
2. 屈光检查	2-2 开具处方	（2）开具眼球震颤的矫正处方	3）眼球震颤的屈光矫治 ①矫正屈光不正 ②负镜矫治 ③有色眼镜矫治	（3）难点：眼球震颤的临床特征	
			4）眼球震颤的三棱镜矫治 ①异向三棱镜矫治 ②同向三棱镜矫治		
3. 接触镜验配	3-1 特殊接触镜验配	（1）硬性接触镜配前检查	1）硬性接触镜的材料	（1）方法：讲授法、实训（练习）法 （2）重点：角膜曲率的测定 （3）难点：眼睑条件的评估	8
			2）硬性接触镜的制作 ①硬性接触镜的设计 ②硬性接触镜的工艺		
			3）眼睑条件的评估 ①睑裂宽度的测定 ②睑缘的位置 ③眼睑的弹性		
			4）屈光检查 ①散光分析 ②顶点换算		
			5）角膜曲率的测定 ①曲率半径和曲率焦度 ②曲率的表示方法		
		（2）硬性接触镜配适评估	1）试戴片的规格 ①直径值 ②基弧值	（1）方法：讲授法、实训（练习）法 （2）重点：硬性接触镜动态配适和静态配适评估 （3）难点：首片试戴片的选择	4
			2）首片试戴片的选择		
			3）硬性接触镜动态配适 ①中心定位 ②移动度		
			4）硬性接触镜静态配适 ①镜片的评估分区 ②泪液距隙 ③配适松紧的判断		
			5）硬性接触镜片上验光		

续表

模块	课程	学习单元	课程内容	培训建议	课堂学时
3．接触镜验配	3-1 特殊接触镜验配	(3) 硬性接触镜配后护理	1) 戴镜和摘镜 2) 护理液的使用程序 3) 蛋白清除剂的使用程序 4) 适应性戴镜 5) 随访时间和程序	(1) 方法：讲授法、实训（练习）法 (2) 重点：护理液的使用程序 (3) 难点：戴镜和摘镜	4
		(4) 色盲用接触镜的验配	1) 色视觉异常 ①可见光谱知识 ②色盲的病因和病理 ③色盲的表现 2) 用于矫正色盲的接触镜 ①色盲用接触镜特性 ②色盲用接触镜适应证 ③色盲用接触镜矫正机理 ④色盲用接触镜验配程序	(1) 方法：讲授法、实训（练习）法 (2) 重点：色盲用接触镜验配程序 (3) 难点：色盲用接触镜矫正机理	4
		(5) 圆锥角膜用接触镜的验配	1) 圆锥角膜概述 ①圆锥角膜的病因 ②圆锥角膜的表现和诊断 2) 用于矫正圆锥角膜的接触镜 ①软性接触镜 ②透气硬性接触镜 ③赋形镜片 ④负载镜片 ⑤复合镜片 ⑥绷带镜片 3) 圆锥角膜用接触镜矫正机理 ①平坦配适 ②附加屈光度 ③验配程序	(1) 方法：讲授法、实训（练习）法 (2) 重点：圆锥角膜用接触镜验配程序 (3) 难点：圆锥角膜用接触镜矫正机理	4
		(6) 角膜塑形镜配适评估	1) 角膜塑形镜概述 ①角膜塑形镜的材料 ②角膜塑形镜的设计 ③角膜塑形镜的制作工艺	(1) 方法：讲授法、实训（练习）法	8

续表

模块	课程	学习单元	课程内容	培训建议	课堂学时
3．接触镜验配	3-1 特殊接触镜验配	（6）角膜塑形镜配适评估	2）角膜塑形镜的力学原理 ①塑形力 ②镜片力 ③其他力学因素	（2）重点：角膜塑形镜的配适评估 （3）难点：角膜塑形镜的力学原理	
			3）角膜塑形镜的稳定性试戴 ①镜片的稳定性附着 ②镜片的配适弧参数 ③试戴片规格		
			4）角膜塑形镜的配适评估 ①动态配适 ②静态配适 ③片上验光		
		（7）角膜地形图分析	1）角膜散光 ①无散光或规则性低度散光 ②规则性高度散光 ③不规则散光	（1）方法：讲授法、实训（练习）法 （2）重点：验配前后角膜地形图分析 （3）难点：角膜地形图的案例分析	8
			2）疑难案例分析 ①角膜嵴点偏离几何中心 ②角膜偏心率 e 值偏低 ③圆锥角膜或屈光术后		
			3）配适分析 ①中跨位配适 ②低跨位配适 ③高跨位配适 ④跨越位配适 ⑤游离位配适		
			4）镜片偏位 ①原因鉴别 ②修正方法		
	3-2 接触镜检测	（1）软性接触镜参数检测	1）软性接触镜投影检测仪 ①结构 ②工作原理	（1）方法：讲授法、实训（练习）法	4

续表

模块	课程	学习单元	课程内容	培训建议	课堂学时
3．接触镜验配	3-2 接触镜检测	（1）软性接触镜参数检测	2）软性接触镜参数的检测方法 ①直径的检测 ②基弧和矢深的检测	（2）重点：软性接触镜参数的检测方法 （3）难点：投影检测仪的工作原理	4
		（2）硬性接触镜基弧检测	1）球径仪 ①结构 ②工作原理	（1）方法：讲授法、实训（练习）法 （2）重点：硬性接触镜基弧的检测方法 （3）难点：球径仪的工作原理	
			2）球经仪的检测原理 ①内曲面成像 ②曲率中心成像		
			3）硬性接触镜基弧的检测方法		
4．培训与指导	4-1 培训	（1）理论教学课的演示	1）授课方法的类型 ①阅读教材型 ②发挥教材型 ③分解教材型	（1）方法：讲授法、演示法 （2）重点：授课技巧 （3）难点：知识点的备课程序	8
			2）授课技巧 ①氛围轻松 ②条理简洁 ③重视细节		
			3）知识点的备课程序 ①掌握讲授要素 ②设计图解和表格 ③准备丰富的案例		
		（2）理论教学考核试题的编写	1）主观考核试题的特点	（1）方法：讲授法、演示法 （2）重点与难点：主观和客观考核试题的编写方法	8
			2）主观考核试题的编写方法 ①填空题的编写 ②问答题的编写 ③计算题的编写		
			3）客观考核试题的特点		
			4）客观考核试题的编写方法 ①是非题的编写 ②选择题的编写 ③配对题的编写		

续表

模块	课程	学习单元	课程内容	培训建议	课堂学时
4. 培训与指导	4-2 指导	(1) 实训教学课的演示	1) 眼镜验光实验室的场地条件 ①视功能检查实训室 ②屈光检查实训室 ③接触镜验配实训室 2) 视光专业的设备条件 3) 实训教学的基本程序 ①设计总体实训计划 ②实训重点讲解 ③实训教学 ④实训小结 4) 实训报告的编写 ①实训报告要素 ②实训报告举例	(1) 方法：讲授法、演示法 (2) 重点与难点：实训教学的基本程序	8
		(2) 视光专业常用英语会话	1) 合理认识视光专业英语会话 ①会话无需高水平 ②培养会话的兴趣 2) 视光专业英语会话的技巧 ①听说积累 ②抓住和利用关键词 ③克服常见的会话障碍 3) 屈光检查相关英语会话 ①接待 ②登记 ③检查视力 ④客观验光 ⑤雾视法检查 ⑥散光盘视标检查 ⑦红绿视标检查 ⑧交叉圆柱镜检查 ⑨双眼屈光平衡检查 ⑩咨询 4) 接触镜相关英语会话 ①接待 ②配前检查 ③特殊检查 ④试戴 ⑤训练戴镜和摘镜	(1) 方法：讲授法、演示法 (2) 重点：视光专业英语会话的练习 (3) 难点：视光专业英语会话的技巧	8
课堂学时合计					180

2.2.6 一级/高级技师职业技能培训课程规范

模块	课程	学习单元	课程内容	培训建议	课堂学时
1. 基础检查	1-1 特殊视功能检测	(1) 视野检测的原理和方法	1) 视野检测概述 ①视野与视网膜的对应关系 ②视神经纤维的分布特点 2) 视野检测原理 ①动态视野检测 ②静态视野检测 ③阈上值静点检测 3) Amsler 方格表视野检测方法	(1) 方法：讲授法、实训（练习）法 (2) 重点：Amsler 方格表视野检测法 (3) 难点：视野检测原理	2
		(2) 视野计检查	1) 视野的表述 2) 弧形视野计检测 ①单眼视野和双眼视野 ②影响视野的因素 3) 平面视野计检测 4) Goldmann 视野计检测 5) 自动视野计检测 ① Humphrey 视野计 ② Octopus 视野计	(1) 方法：讲授法、实训（练习）法 (2) 重点：Humphrey 视野计检测 (3) 难点：视野的表述	2
		(3) 低视力的病史采集	1) 低视力的诊断 ①低视力的定义 ②低视力诊断标准的讨论 ③低视力的鉴别 2) 低视力光学矫正的相关问题 ①低视力光学矫正的预后 ②低视力眼病的发展趋势 ③低视力眼病的康复 ④低视力光学助视器的选择 ⑤低视力光学助视器的训练 ⑥低视力患者心理的正确引导	(1) 方法：讲授法、实训（练习）法 (2) 重点：低视力光学矫正的相关问题	4

续表

模块	课程	学习单元	课程内容	培训建议	课堂学时
1. 基础检查	1-1 特殊视功能检测	（3）低视力的病史采集	3）低视力的患病率和病因 ①低视力的患病率 ②低视力的病因	（3）难点：低视力与遗传	
			4）低视力的病史采集 ①采集病史 ②了解需求		
			5）低视力与遗传 ①遗传因素对低视力的影响 ②遗传病的分类 ③常见遗传性眼病 ④低视力遗传疾病的预防		
	1-2 双眼视功能检测	（1）诊断眼位检查	1）单眼运动 ①概念 ②形式 ③限度 ④旋转运动 ⑤斜向运动 ⑥眼外肌兴奋	（1）方法：讲授法、实训（练习）法 （2）重点与难点：诊断眼位的检查	4
			2）双眼运动 ①静态眼位 ②动态眼位 ③诊断眼位		
		（2）眼的扫视和跟随运动检查	1）同向运动和异向运动 ①同向运动 ②异向运动	（1）方法：讲授法、实训（练习）法 （2）重点：扫视和跟随运动的检查和分析 （3）难点：眼球的运动准则	4
			2）扫视运动和跟随运动 ①扫视运动 ②跟随运动		
			3）前庭-眼反射 ①半规管结构 ②前庭刺激反射		
			4）眼球的运动准则 ① Donder 准则 ② Sherrington 准则 ③ Hering 准则		

续表

模块	课程	学习单元	课程内容	培训建议	课堂学时
1. 基础检查	1-2 双眼视功能检测	（3）AC/A比率的梯度法检测	1）调节与集合的同步性 ①人群正常值 ②生理性外斜 2）AC/A比率的梯度法检测 ①远视标法 ②近视标法	（1）方法：讲授法、实训（练习）法 （2）重点：AC/A比率的梯度法检测 （3）难点：生理性外斜	8
		（4）AC/A比率的计算法检测	1）调节对AC/A比率的反馈性调控 2）AC/A比率的遗传说 3）AC/A比率的临床应用 ①青少年近视眼 ②调节性内斜视 ③聚散功能异常 4）AC/A比率的计算法检测 ①计算法的检测方法 ②梯度法与计算法的对照	（1）方法：讲授法、实训（练习）法 （2）重点：AC/A比率的计算法检测 （3）难点：调节对AC/A比率的反馈性调控	8
		（5）双眼视图形绘制	1）双眼视图形的结构 ①X轴 ②Y轴 ③需求线 2）双眼视图形的绘制和分析 ①绘制方法 ②图形分析 3）非斜视聚散功能异常的斜视线分析 ①集合不足 ②集合过度 ③散开不足 ④散开过度 ⑤单纯性外隐斜 ⑥单纯性内隐斜	（1）方法：讲授法、实训（练习）法 （2）重点：双眼视图形的绘制和分析 （3）难点：非斜视聚散功能异常的斜视线分析	8

续表

模块	课程	学习单元	课程内容	培训建议	课堂学时
1. 基础检查	1-2 双眼视功能检测	（6）双眼视异常的矫治准则	1）Sheard 准则 ①准则 ②棱镜参考值 ③附加球镜 ④图形分析 ⑤功能训练 2）1∶1 准则 ①准则 ②棱镜参考值 ③附加球镜 ④图形分析 ⑤功能训练 3）Percival 准则 ①准则 ②棱镜参考值 ③附加球镜 ④图形分析 ⑤功能训练	（1）方法：讲授法、实训（练习）法 （2）重点与难点：双眼视异常的矫治准则	12
		（7）注视差异的检测和分析	1）注视差异的概念 ①Panum 空间和 Panum 融像区 ②注视差异的成因 2）注视差异的检测方法和结果分析 ①检测方法 ②结果分析	（1）方法：讲授法、实训（练习）法 （2）重点：注视差异的检测方法和结果分析 （3）难点：注视差异的成因	4
		（8）注视差异的图形分析	1）相联性隐斜视概述 ①相联性隐斜视的成因 ②相联性隐斜视与分离性隐斜视的比较 2）相联性隐斜视的检测方法 ①注视差异与相联性隐斜视的相关性 ②相联性隐斜视定量 3）注视差异曲线 ①注视差异的检测数据 ②注视差异的曲线图形 ③注视差异曲线图形的分型和临床应用	（1）方法：讲授法、实训（练习）法 （2）重点：注视差异的曲线图形 （3）难点：相联性隐斜视的成因	4

续表

模块	课程	学习单元	课程内容	培训建议	课堂学时
2.屈光检查	2-1 验光	（1）低视力的视力检测	1）视力概述 ①视力的概念 ②远视力与近（中）视力的比较 2）低视力专用视力表 ①低远视力表 ②低近视力表 ③图形视力表 ④测试距离的讨论	（1）方法：讲授法、实训（练习）法 （2）重点：低视力的视力检测 （3）难点：低视力专用视力表	4
		（2）低视力的屈光检测	1）低视力与屈光不正 ①屈光矫正的价值 ②常见的屈光不正性低视力眼病 2）低视力验光 ①低视力屈光定量的特点 ②低视力验光的设备 ③客观屈光定量 ④主观屈光定量	（1）方法：讲授法、实训（练习）法 （2）重点：低视力的主观屈光定量 （3）难点：低视力屈光定量的特点	4
		（3）低视力的眼部检查	1）眼部常规检查 ①眼外观 ②角膜和结膜 ③前房和房水 ④虹膜和瞳孔 ⑤晶状体 ⑥玻璃体 ⑦眼底 2）眼部特殊检查 ①视野检查 ②立体视检查 ③对比敏感度检查 ④辨色力检查 ⑤眼压检查	（1）方法：讲授法、实训（练习）法 （2）重点与难点：低视力眼部常规检查	4
		（4）人工晶体术后验光	1）人工晶体概述 ①人工晶体的组成 ②人工晶体的材料 ③单焦人工晶体和多焦人工晶体 2）人工晶体植入的屈光计算	（1）方法：讲授法、实训（练习）法	4

续表

模块	课程	学习单元	课程内容	培训建议	课堂学时
2.屈光检查	2-1 验光	(4) 人工晶体术后验光	3) 人工晶体的适应证和禁忌证 4) 特殊情况人工晶体植入的分析 ①儿童白内障 ②高度近视 5) 人工晶体术后常见的屈光异常和矫正原则 ①术后的实际屈光状态与拟要达到的术后屈光状态有所区别 ②术后双眼屈光参差 ③术后角膜散光	(2) 重点：人工晶体术后的常见屈光异常和矫正原则 (3) 难点：人工晶体植入的屈光计算	
		(5) 准分子激光角膜屈光手术后验光	1) 准分子激光角膜屈光手术的分类及特点 ①准分子激光原位角膜磨镶术（LASIK） ②准分子激光上皮瓣下角膜磨镶术（LASEK） 2) 准分子激光角膜屈光手术后常见的屈光异常和矫正原则 ①激光切削偏中心引起的高阶像差 ②屈光回退 ③过矫 ④欠矫	(1) 方法：讲授法、实训（练习）法 (2) 重点：准分子激光角膜屈光手术后常见的屈光异常和矫正原则 (3) 难点：准分子激光角膜屈光手术的分类及特点	4
	2-2 开具处方	(1) 远用望远验光仪验光	1) 望远验光仪 ①望远验光仪的原理 ②望远验光仪的结构 2) 望远验光仪屈光精调 ①调焦法 ②插片法	(1) 方法：讲授法、实训（练习）法 (2) 重点：望远验光仪屈光精调 (3) 难点：望远验光仪的原理	4
		(2) 远距离专用低视力助视器的验配	1) 助视器概述 ①低视力助视器 ②低视力助视器的类别 ③低视力助视器的验配模式	(1) 方法：讲授法、实训（练习）法	8

续表

模块	课程	学习单元	课程内容	培训建议	课堂学时
2. 屈光检查	2-2 开具处方	（2）远距离专用低视力助视器的验配	2）远用望远镜 ①远用望远镜的结构 ②远用望远镜的角性放大原理 ③伽利略望远镜与开普勒望远镜的区别 3）远用望远镜助视器矫正低视力的原理 ①根据现存低远视力求矫正望远镜倍率 ②低远视力的矫正尺度 4）远用望远镜助视器矫正屈光不正 ①目镜后眼镜 ②望远镜调焦 ③物镜帽 5）远用望远镜助视器的主要类型 ①卡式远用望远镜 ②双目远用望远镜 ③单目远用望远镜 ④接触镜望远镜 ⑤无晶体眼望远镜	（2）重点：根据现存低远视力求矫正望远镜倍率 （3）难点：远用望远镜助视器矫正屈光不正	
		（3）近用望远镜助视器和阅读帽的验配	1）近距离（或中距离）助视装置的基本原理 ①尺寸相关性放大作用 ②距离相关性放大作用 ③角性放大作用 2）近用望远镜助视器矫正低视力的原理 ①根据现存低近视力求助视器的总屈光度和注视距离 ②低近视力的矫正尺度 3）近用望远镜助视器矫正屈光不正 ①近用望远镜助视器正透镜总屈光度的计算 ②计算阅读帽需求	（1）方法：讲授法、实训（练习）法 （2）重点：根据现存低近视力求助视器的总屈光度和注视距离 （3）难点：近用望远镜助视器矫正低视力的原理	4

续表

模块	课程	学习单元	课程内容	培训建议	课堂学时
2. 屈光检查	2-2 开具处方	（4）近用助视眼镜的验配	1）近用助视眼镜的矫正原理 ①距离相关性放大作用 ②近用助视眼镜屈光度定量 2）近用助视眼镜的融像 ①近用助视眼镜的光心距 ②近用助视眼镜的集合补偿	（1）方法：讲授法、实训（练习）法 （2）重点：近用助视眼镜屈光度定量 （3）难点：近用助视眼镜的融像	4
		（5）立式放大镜助视器的验配	1）立式放大镜的种类 2）立式放大镜的原理 ①立式放大镜与阅读眼镜的协同作用原理 ②采用阅读距离控制总屈光度	（1）方法：讲授法、实训（练习）法 （2）重点：采用阅读距离控制总屈光度 （3）难点：立式放大镜与阅读眼镜的协同作用原理	4
		（6）手持放大镜助视器的验配	1）手持放大镜的种类 2）手持放大镜的放大原理 ①手持放大镜的理论放大倍率 ②手持放大镜的实际放大倍率 3）根据残余低近视力选择手持放大镜的标准放大倍率	（1）方法：讲授法、实训（练习）法 （2）重点与难点：根据残余低近视力选择手持放大镜的标准放大倍率	4
		（7）电子助视器的验配	1）电子助视器验配原则 2）电子助视器的结构性能和矫正原理 3）电子助视器的效果评价	（1）方法：讲授法、实训（练习）法 （2）重点与难点：电子助视器验配原则	2
		（8）视野异常低视力的膜状棱镜矫治	1）视野缺损概述 ①低视野的概念 ②中心暗点和旁中心暗点 ③周边视野缩小 ④局限性视野缩小	（1）方法：讲授法、实训（练习）法 （2）重点：菲涅耳三棱镜矫正方法	4

续表

模块	课程	学习单元	课程内容	培训建议	课堂学时
2. 屈光检查	2-2 开具处方	(8) 视野异常低视力的膜状棱镜矫治	2) 菲涅耳三棱镜 ①基本结构 ②矫正原理 ③矫正方法	(3) 难点：菲涅耳三棱镜矫正原理	
		(9) 不同类型低视力患者的矫治方案	1) 常见低视力病种 ①低视力特点 ②助视器处方原则	(1) 方法：讲授法、实训（练习）法 (2) 重点：助视器处方原则 (3) 难点：低视力矫正效果预估	4
			2) 低视力矫正效果预估 ①离焦性低视力 ②离像性低视力		
		(10) 助视器的使用训练	1) 远用低视力助视器的使用训练 ①复习患者病史 ②了解拟用的远用低视力助视器 ③了解康复需求 ④完成注视、定位、扫视、追踪、搜寻等训练	(1) 方法：讲授法、实训（练习）法 (2) 重点与难点：完成低视力助视器的使用训练	4
			2) 近用低视力助视器的使用训练 ①复习患者病史 ②了解拟用的近用低视力助视器 ③了解康复需求 ④完成阅读视力、操作视力、手眼配合等训练		
		(11) 弱视的诊断	1) 弱视概述 ①弱视的定义和患病率 ②弱视的分类、程度和成因	(1) 方法：讲授法、实训（练习）法 (2) 重点：弱视的处方原则 (3) 难点：弱视的诊断	4
			2) 弱视的检查 ①视力 ②屈光状态 ③注视性质 ④眼位 ⑤融像功能 ⑥调节功能		

续表

模块	课程	学习单元	课程内容	培训建议	课堂学时
2. 屈光检查	2-2 开具处方	(12) 弱视的处方原则及注视性质	1) 弱视的处方原则 ①屈光不正性弱视 ②屈光参差性弱视 ③斜视性弱视 2) 注视性质概述 ①注视性质异常的形成机理 ②注视性质异常对弱视矫治的影响	(1) 方法：讲授法、实训（练习）法 (2) 重点：注视性质的判断 (3) 难点：注视性质异常的形成机理	4
	2-3 视觉训练	(1) 非老视性调节功能异常的矫治原则	1) 调节功能训练 ①推进训练 ② Brock 线训练 ③球镜反转拍训练 2) 调节功能异常类型 ①调节不足 ②调节灵活度不良 ③调节维持不良 ④调节过度	(1) 方法：讲授法、实训（练习）法 (2) 重点：调节功能训练 (3) 难点：调节功能异常类型	8
		(2) 非斜视性聚散功能异常的矫治原则	1) 聚散功能训练 ①立体图 ②立体镜 ③棱镜反转拍 2) 聚散功能异常类型 ①集合不足 ②集合过度 ③散开不足 ④散开过度 ⑤单纯性外隐斜 ⑥单纯性内隐斜 ⑦融像性聚散功能低下 ⑧假性集合不足	(1) 方法：讲授法、实训（练习）法 (2) 重点：聚散功能训练 (3) 难点：聚散功能异常类型	8
		(3) 双眼视检查和处方的整体操作	1) 眼位的检查 ①眼位的客观测定 ②隐性斜视的主观测定	(1) 方法：讲授法、实训（练习）法	8

续表

模块	课程	学习单元	课程内容	培训建议	课堂学时
2．屈光检查	2-3 视觉训练	（3）双眼视检查和处方的整体操作	2）感觉性融像的检测 ①Worth 四点视标检测 ②立体视视标检测 ③双眼影像不等检测	（2）重点与难点：双眼视检查和处方的整体操作	
			3）调节的检测 ①调节幅度检测 ②调节反应检测 ③相对调节检测 ④调节灵活度检测		
			4）集合和 AC/A 比率的检测 ①集合幅度检测 ②集合力检测 ③集合速度检测 ④AC/A 比率检测		
			5）眼运动的检测 ①诊断眼位检测 ②扫视运动和跟随运动检测		
			6）双眼视异常的分析 ①非老视性调节功能异常 ②非斜视聚散功能异常 ③双眼视图形的绘制和分析		
			7）双眼视异常的矫治 ①矫治准则 ②光学矫治 ③功能训练		
			8）双眼注视差异的检测 ①定量相联性隐性斜视 ②绘制双眼注视差异曲线 ③制定矫治方案		
		（4）中心注视性弱视的训练	1）中心注视性弱视的形成机理 ①形觉剥夺 ②双眼交互作用异常	（1）方法：讲授法、实训（练习）法 （2）重点：中心注视性弱视训练 （3）难点：中心注视性弱视的形成机理	4
			2）中心注视性弱视训练 ①常规遮盖训练 ②压抑疗法 ③精细目力训练		

续表

模块	课程	学习单元	课程内容	培训建议	课堂学时
2. 屈光检查	2-3 视觉训练	（5）旁中心注视性弱视的训练	1）黄斑中心凹的位置分析 ①旁中心注视 ②旁黄斑注视 ③周边注视 2）旁中心注视性弱视的训练 ①后像法 ②红色滤光镜法	（1）方法：讲授法、实训（练习）法 （2）重点与难点：旁中心注视性弱视的训练	4
3. 培训与指导	3-1 培训	（1）工作技术总结的撰写	1）工作技术总结的撰写 ①工作经历回顾 ②技术难关攻克 ③实践经验的积累和创新方法的提出 ④带徒弟的经验和成果 2）工作技术总结的评价 ①工作技术总结的质量分析 ②工作技术总结的常见缺陷	（1）方法：讲授法、演示法 （2）重点与难点：工作技术总结的撰写	4
		（2）多媒体教学幻灯的制作	1）设计多媒体教学幻灯的内容 ①文字资料的编写 ②图片资料的制作 2）制作和播放多媒体教学幻灯 ①多媒体教学幻灯的制作技巧 ②多媒体教学幻灯的查看和放映	（1）方法：讲授法、演示法 （2）重点：制作和播放多媒体教学幻灯 （3）难点：设计多媒体教学幻灯的内容	8
	3-2 指导能力的训练	（1）实训教学考核试卷的编写	1）实训教学考核方案的策划 ①实训教学程序化考核的实施方案 ②实训教学考核的评价方法 2）实训教学考核试卷的编写 ①试题单的编写 ②答题卷的编写	（1）方法：讲授法、演示法 （2）重点与难点：实训教学考核试卷的编写	4

续表

模块	课程	学习单元	课程内容	培训建议	课堂学时
3. 培训与指导	3-2 指导能力的训练	(2) 视光专业英语资料的阅读	1) 英语阅读基本知识 ①阅读专业英语资料的必要性 ②阅读专业英语资料的方法 2) 视光专业英语资料的阅读 ①光学 ②屈光学 ③屈光检查 ④双眼视 ⑤接触镜基础 ⑥接触镜临床	(1) 方法：讲授法、演示法 (2) 重点与难点：视光专业英语资料的阅读	8
课堂学时合计					186

2.2.7 培训建议中培训方法说明

1. 讲授法

讲授法是指教师主要运用语言讲述，系统地向学员传授知识，传播思想理念的教学方法。即教师通过叙述、描绘、解释、推论来传递信息、传授知识、阐明概念、论证定律和公式，引导学员获取知识，认识和分析问题。

2. 讨论法

讨论法是指在教师的指导下，学员以班级或小组为单位，围绕学习单元的内容，对某一专题进行深入探讨，通过讨论或辩论活动，获得知识或巩固知识的一种教学方法，要求教师在讨论结束时对讨论的主题做归纳性总结。

3. 实训（练习）法

实训（练习）法是指学员在教师的指导下巩固知识、运用知识，形成技能技巧的教学方法。通过实际操作的练习，形成操作技能。

4. 参观法

参观法是指教师组织或指导学员进行实地观察、调查、研究和学习，使学员获得新知识或巩固已学知识的教学方法。参观法可细分为准备性参观、并行性参观、总结性参观等。

5. 演示法

演示法是指在教学过程中，教师通过示范操作和讲解使学员获得知识、技能的教学方法。教学中，教师对操作内容进行现场演示，边操作边讲解，强调操作的关键步骤和注意事项，使学员边学边做，理论与技能并重，师生互动，提高学生的学习兴趣和学习效率。

6. 案例教学法

案例教学法是指通过对案例进行分析，提出问题、分析问题，并找到解决问题的途径和手段，培养学员分析问题、处理问题能力的教学方法。

7. 项目教学法

项目教学法是指以实际应用为目的，将理论知识与实际工作相结合，通过师生共同完成一个完整的项目工作，使学员获得知识和实践操作能力与解决实际问题能力的教学方法。其实施以小组为学习单位，步骤一般可分为确定项目任务、计划、决策、实施、检查和评价6个步骤。强调学员在学习过程中的主体地位，以学员为中心，以学员学习为主、教师指导为辅，通过完成教学项目，激发学员的学习积极性，使学员既获得相关理论知识，又掌握实践技能和工作方法，提高学员解决实际问题的综合能力。

8. 角色扮演法

角色扮演法是指学员通过不同角色的扮演，体验自身角色的内涵活动和对方角色的心理，充分展现各种角色的"为"和"位"的教学方法。

9. 情景表演法

情景表演法是指教师在实施培训前事先准备和布置培训现场，并设定情景表演的情景、对话内容及评估标准，通过学员现场的情景表演活动以及教师对活动效果的及时评估，从而达到培训预期效果的教学方法。

10. 实物示教法

实物示教法是指教师通过实物的操作演示或对学员实物操作演示的评价，实现对学员技能操作步骤和要领掌握情况的检查、纠错、修正，并演示正确操作方法的一种教学方法。

11. 观摩法

观摩法是指让学员通过现场观摩、观看视频等形式，学习、获取知识、技能的一种教学方法。

2.3 考核规范

2.3.1 职业基本素质培训考核规范

考核范围	考核比重（%）	考核内容	考核比重（%）	考核单元
1. 职业道德与职业守则	5	1-1 职业道德	3	职业道德基本认识
		1-2 职业守则	2	眼镜验光员职业守则
2. 眼科学知识	15	2-1 眼球的解剖和生理	4	（1）眼球壁的解剖和生理
				（2）眼球内容的解剖和生理
		2-2 视路及瞳孔反射路	3	（1）视路的生理
				（2）瞳孔反射路的生理
		2-3 眼附属器的解剖和生理	4	（1）眼睑的解剖和生理
				（2）结膜的解剖和生理
				（3）泪器的解剖和生理
				（4）眼外肌和眼眶的解剖和生理
		2-4 常见眼病知识	4	（1）影响视觉的常见症状
				（2）影响视觉的常见眼病的表现
				（3）其他常见眼病的认识
3. 光学知识	30	3-1 物理光学知识	5	（1）光的本质知识
				（2）光的度量方法
		3-2 几何光学知识	10	（1）光的传播和基本定律
				（2）透镜的知识
		3-3 眼镜光学知识	15	（1）眼镜球面透镜
				（2）眼镜柱面透镜
				（3）眼镜棱镜
				（4）镜眼距
				（5）眼镜的放大作用
				（6）眼镜镜片的曲率和厚度
				（7）眼镜的片形设计
				（8）多焦眼镜和特殊类型的眼镜

续表

考核范围	考核比重（%）	考核内容	考核比重（%）	考核单元
4．眼屈光学知识	25	4-1 眼生理光学知识	5	（1）眼的光学系统
				（2）眼的生理性光学缺陷
		4-2 眼的调节与集合知识	5	（1）眼的调节功能
				（2）眼的聚散功能
		4-3 眼的屈光不正知识	15	（1）屈光不正的概述
				（2）远视眼相关知识
				（3）近视眼相关知识
				（4）散光眼相关知识
				（5）屈光参差相关知识
				（6）眼镜矫正屈光不正的机理
5．眼镜商品学知识	15	5-1 镜片知识	10	（1）镜片的基本属性
				（2）镜片材料的分类
				（3）镜片材料的处理
		5-2 眼镜架知识	5	（1）眼镜架的材料
				（2）眼镜架的款式
				（3）眼镜架的结构
6．相关法律、法规知识	10	6-1 法律知识	5	（1）《中华人民共和国劳动法》
				（2）《中华人民共和国产品质量法》
				（3）《中华人民共和国计量法》
				（4）《中华人民共和国消费者权益保护法》
		6-2 法规知识	5	（1）《医疗器械监督管理条例》
				（2）眼镜产品的相关国家标准

2.3.2 五级/初级职业技能培训理论知识考核规范

考核范围	考核比重（%）	考核内容	考核比重（%）	考核单元
1．接待	20	1-1 问诊	10	(1) 询问屈光异常与特殊验光者的表现
				(2) 询问影响视觉与视力矫正的症状
		1-2 咨询	10	(1) 配镜原则与戴镜常识
				(2) 介绍眼镜商品
2．基础检查	20	2-1 视力检查	10	(1) 检测视力
				(2) 分析视力异常
		2-2 外眼检查	10	(1) 检查眼附属器
				(2) 检查眼前节
3．屈光检查	40	3-1 验光	22	(1) 电脑验光仪验光
				(2) 测定远用瞳距
				(3) 检影验光
				(4) 插片法屈光测定
				(5) 雾视验光
				(6) 精调球镜屈光度
				(7) 经验法矫正老视
				(8) 维护、保养、调校电脑验光仪
		3-2 处方	8	(1) 辨别主视眼
				(2) 调整试片屈光度
				(3) 开具处方
		3-3 眼镜检测	10	(1) 中和法分析透镜
				(2) 屈光度表检测光学眼镜镜片屈光度
4．接触镜验配	20	4-1 接触镜的基本验配	10	(1) 换算接触镜处方
				(2) 摘戴接触镜
		4-2 接触镜的护理	10	(1) 清洁保养接触镜
				(2) 指导佩戴接触镜

2.3.3 五级／初级职业技能培训操作技能考核规范

考核范围	考核比重（%）	考核内容		考核比重（%）	考核形式	选考方式	考核时间(min)	重要程度[①]
1. 接待	5	1-1 问诊	询问并记录顾客的一般资料及配镜目的和要求	3	实操	必考	3	X
			询问并记录顾客与验光相关的过往史					
		1-2 咨询	解答顾客疑问	2	实操	必考	2	X
2. 基础检查	15	2-1 视力检查	进行视力检查	5	实操	必考	5	X
		2-2 外眼检查	用放大照明法进行眼附属器的常规检查	10	实操	必考	10	Y
			用放大照明法进行眼前节的常规检查					
3. 屈光检查	60	3-1 验光	用瞳距尺或瞳距仪测定瞳距、用电脑验光仪和检影镜进行客观验光	40	实操	必考（三选一）	15	Y
			用试片箱进行雾视、红绿双色试验来确定不同屈光状态的最佳视力最大正镜度					
			用经验法矫正老视					
		3-2 开具处方	通过检测识别主视眼	10	实操	必考	5	Y
			根据试戴的结果调整试片屈光度					
			开具近视、远视等屈光不正处方					
		3-3 眼镜检测	采用中和法对透镜进行定性、定量和定轴分析	10	实操	必考	10	Z
			使用屈光度表检测光学眼镜镜片的屈光度					

[①] 重要程度栏目用"X""Y""Z"标注，"X"表示核心要素，"Y"表示一般要素，"Z"表示辅助要素。

续表

考核范围	考核比重(%)	考核内容		考核比重(%)	考核形式	选考方式	考核时间(min)	重要程度
4．接触镜验配	20	4-1 接触镜的基本验配	换算接触镜的处方	10	实操	必考	15	Y
			辨别接触镜的正反面					
			进行诊断性试戴					
			摘戴接触镜					
			排除顾客的戴镜不适					
		4-2 接触镜的护理	用护理液护理软性接触镜	10	实操	必考	5	X
			指导佩戴接触镜					

2.3.4　四级／中级职业技能培训理论知识考核规范

考核范围	考核比重(%)	考核内容	考核比重(%)	考核单元
1．基础检查	40	1-1 接触镜的配前检查	20	（1）裂隙灯显微镜的常规眼部检查
				（2）接触镜的禁忌证
				（3）裂隙灯显微镜的维护、保养和调校
		1-2 泪液和角膜检查	20	（1）泪液的检查
				（2）角膜的检查
				（3）手动角膜曲率仪的维护、保养和调校
2．屈光检查	40	2-1 屈光定量	20	（1）检影镜定量检测复性屈光不正
				（2）散光盘和裂隙片测定被测眼散光
				（3）交叉圆柱镜精调柱镜的轴向和屈光度
				（4）屈光参差的验光
		2-2 开具处方	10	开具处方
		2-3 眼镜检测	10	（1）焦度计检测眼镜镜片的后顶焦度
				（2）焦度计检测眼镜镜片的棱镜度
3．接触镜验配	20	3-1 接触镜配适评估	10	（1）接触镜的配适评估
				（2）接触镜的片上验光
		3-2 接触镜配镜后复查	10	（1）接触镜的配戴质量
				（2）接触镜配戴后投诉的处理

2.3.5 四级／中级职业技能培训操作技能考核规范

考核范围	考核比重（%）	考核内容		考核比重（%）	考核形式	选考方式	考核时间（min）	重要程度
1. 基础检查	18	1-1 接触镜的配前检查	用裂隙灯显微镜做外眼常规检查	8	实操	必考	10	X
			排除接触镜的禁忌证					
		1-2 泪液和角膜检查	检查泪液	10	实操	必考	10	Y
			检查角膜					
2. 屈光检查	62	2-1 屈光定量	用检影镜定量检测模拟眼的复性屈光不正	44	实操	必考	10	Y
			用检影镜定量检测人眼的复性屈光不正					
			用散光盘测定被测眼散光					
			用裂隙片测定被测眼散光					
			用交叉圆柱镜精调柱镜轴向					
			用交叉圆柱镜精调柱镜屈光度					
			屈光参差的验光					
			采用交替遮盖进行双眼平衡检查					
		2-2 开具处方	根据试戴结果调整试片屈光度	18	实操	必考（五选一）	10	X
			开具散光和屈光参差处方					
		2-3 眼镜检测	用焦度计检测眼镜镜片的后顶焦度					
			用焦度计检测接触镜的后顶焦度					
			用焦度计检测眼镜镜片的棱镜度					

续表

考核范围	考核比重(%)	考核内容		考核比重(%)	考核形式	选考方式	考核时间(min)	重要程度
3. 接触镜验配	20	3-1 接触镜配适评估	采用裂隙灯进行软性接触镜的配适评估	10	实操	必考(二选一)	10	Y
			软性接触镜的片上验光					
		3-2 接触镜配镜后复查	评价接触镜的配戴质量	10	实操	必考	10	X
			分析顾客戴接触镜后的投诉原因并进行处理					

2.3.6 三级/高级职业技能培训理论知识考核规范

考核范围	考核比重(%)	考核内容	考核比重(%)	考核单元
1. 基础检查	35	1-1 眼位检查	20	(1) 眼位的客观检查
				(2) 眼位的主观检查
				(3) 综合验光仪的维护、保养和调校
		1-2 眼底和眼压检查	15	(1) 眼底和屈光介质的检查
				(2) 眼压的检查
				(3) 设备的维护、保养和调校
2. 屈光检查	40	2-1 验光	20	(1) 综合验光仪的常规屈光检查
				(2) 老视的检测
		2-2 开具处方	10	(1) 老视眼镜处方的开具
				(2) 特殊眼镜处方的开具
		2-3 眼镜检测和校配	10	(1) 老视眼镜的检测
				(2) 眼镜架的调校
3. 接触镜验配	25	3-1 特殊接触镜验配	15	(1) 环曲面软性接触镜的验配
				(2) 近用软性接触镜的验配
		3-2 接触镜复查	10	(1) 裂隙灯显微镜的特殊投照检查
				(2) 软性接触镜的常见沉淀物和并发症

2.3.7 三级/高级职业技能培训操作技能考核规范

考核范围	考核比重(%)	考核内容		考核比重(%)	考核形式	选考方式	考核时间(min)	重要程度
1. 基础检查	25	1-1 眼位检查	用一种指定方法进行眼位的客观检查	15	实操	必考（二选一）	10	X
			用一种指定方法进行眼位的主观检查					
		1-2 眼底和眼压检查	用眼底镜进行屈光介质或眼底的检查	10	实操	必考（二选一）	5	Y
			用指测法或非接触式眼压计检测眼压					
2. 屈光检查	45	2-1 验光并开具处方	用综合验光仪进行常规屈光检查并开具远用处方	35	实操	必考（二选一）	20	X
			用综合验光仪进行老视检查并开具近用处方					
		2-2 眼镜检测和校配	对双焦眼镜或渐变焦眼镜进行质量检测或参考点还原	10	实操	必考（二选一）	10	X
			对眼镜架进行整形或校配					
3. 接触镜验配	30	3-1 特殊接触镜验配	验配环曲面软镜或近用接触镜	30	实操	必考（二选一）	20	X
		3-2 接触镜复查	检查软镜常见沉淀物及眼部并发症					X

2.3.8 二级/技师职业技能培训理论知识考核规范

考核范围	考核比重(%)	考核内容	考核比重(%)	考核单元
1. 基础检查	32	1-1 特殊视功能检查	18	（1）对比敏感度检查
				（2）光视觉的知识和检查
				（3）色视觉的知识和检查
				（4）视野的知识和检查

续表

考核范围	考核比重（%）	考核内容	考核比重（%）	考核单元
1. 基础检查	32	1-2 双眼视功能检查	14	（1）双眼同时视和平面融像的检查
				（2）眼的立体视检查
				（3）双眼视异常的检查
2. 屈光检查	24	2-1 调节与集合检测	18	（1）调节幅度的知识和检测
				（2）调节反应的知识和检测
				（3）相对调节的知识和检测
				（4）调节灵活度的知识和检测
				（5）集合幅度的知识和检测
				（6）融像储备的知识和检测
				（7）集合速度的知识和检测
		2-2 开具处方	6	（1）开具等像眼镜处方
				（2）开具眼球震颤的矫正处方
3. 接触镜验配	24	3-1 特殊接触镜验配	18	（1）硬性接触镜配前检查
				（2）硬性接触镜配适评估
				（3）硬性接触镜配后护理
				（4）色盲用接触镜的验配
				（5）圆锥角膜用接触镜的验配
				（6）角膜塑形镜配适评估
				（7）角膜塑形镜的角膜地形图分析
		3-2 接触镜检测	6	（1）软性接触镜参数检测
				（2）硬性接触镜基弧检测
4. 培训与指导	20	4-1 培训	10	（1）理论教学课的演示
				（2）理论教学考核试题的编写
		4-2 指导	10	（1）实训教学课的演示
				（2）视光专业常用英语会话

2.3.9 二级/技师职业技能培训操作技能考核规范

考核范围	考核比重(%)	考核内容		考核比重(%)	考核形式	选考方式	考核时间(min)	重要程度
1. 基础检查	30	1-1 特殊视功能检查	对比敏感度视力表检查	5	实操	必考（四选一）	10	X
			对比暗适应检查					
			假同色图谱辨色力检查					
			对比手试法视野检查					
		1-2 双眼视功能的检查	Worth 四点视标检查	25	实操	必考	20	Y
			立体视视标检查					
			双眼影像不等检查					
2. 屈光检查	45	2-1 调节与集合检测	调节幅度检测	40	实操	必考	20	Y
			调节反应检测					
			相对调节检测					
			调节速度检测					
			集合幅度检测					
			融像储备检测					
			集合灵活度检测					
		2-2 开具处方	设计等像眼镜及处方开具	5	笔试	必考（二选一）	10	X
			开具眼球震颤矫正处方					
3. 接触镜验配	15	3-1 特殊接触镜验配	硬性接触镜配前检查	10	实操	必考（七选一）	10	Y
			硬性接触镜配适评估					
			硬性接触镜配后护理					
			色盲用接触镜验配					
			圆锥角膜用接触镜验配					
			角膜塑形镜配适评估					
			角膜塑形镜的角膜地形图分析					

续表

考核范围	考核比重（%）	考核内容		考核比重（%）	考核形式	选考方式	考核时间（min）	重要程度
3．接触镜验配	15	3-2 接触镜检测	检测软性接触镜直径、基弧和矢深	5	实操	必考（二选一）	10	X
			球径仪检测硬性接触镜基弧					
4．培训与指导	10	4-1 培训	理论教学课演示	5	演示笔试	必考（二选一）	10	X
			编写理论教学考核试题					
		4-2 指导	实训教学课演示	5	演示	必考（二选一）	10	X
			视光专业英语会话					

2.3.10 一级/高级技师职业技能培训理论知识考核规范

考核范围	考核比重（%）	考核内容	考核比重（%）	考核单元
1．基础检查	40	1-1 特殊视功能检测	10	（1）视野检测的原理和方法
				（2）视野计检测
				（3）低视力的病史采集
		1-2 双眼视功能检测	30	（1）诊断眼位检查
				（2）眼的扫视和跟随运动检查
				（3）AC/A 比率的梯度法检测
				（4）AC/A 比率的计算法检测
				（5）双眼视图形绘制
				（6）双眼视异常的矫治准则
				（7）注视差异的检测和分析
				（8）注视差异的图形分析
2．屈光检查	50	2-1 验光	10	（1）低视力的视力检测
				（2）低视力的屈光检测
				（3）低视力的眼部检查
				（4）人工晶体术后验光
				（5）准分子激光角膜屈光手术后验光

续表

考核范围	考核比重（%）	考核内容	考核比重（%）	考核单元
2．屈光检查	50	2-2 开具处方	25	(1) 远用望远验光仪验光
				(2) 远距离专用低视力助视器和物镜帽的验配
				(3) 近用望远镜助视器和阅读帽的验配
				(4) 近用助视眼镜的验配
				(5) 立式放大镜助视器的验配
				(6) 手持放大镜助视器的验配
				(7) 电子助视器的验配
				(8) 视野异常低视力的膜状棱镜矫治
				(9) 不同类型低视力患者的矫治方案
				(10) 助视器的使用训练
				(11) 弱视的屈光矫正
				(12) 弱视的诊断和处方原则
		2-3 视觉训练	15	(1) 非老视性调节功能异常的矫治原则
				(2) 非斜视性聚散功能异常的矫治原则
				(3) 双眼视检查和处方的整体操作
				(4) 中心注视性弱视的训练
				(5) 旁中心注视性弱视的训练
3．培训与指导	10	3-1 培训	5	(1) 工作技术总结的撰写
				(2) 多媒体教学幻灯的制作
		3-2 指导	5	(1) 实训教学考核试卷的编写
				(2) 视光专业英语资料的阅读

2.3.11 一级／高级技师职业技能培训操作技能考核规范

考核范围	考核比重（%）	考核内容	考核比重（%）	考核形式	选考方式	考核时间（min）	重要程度
1．基础检查	55	1-1 特殊视功能检测	Amsler方格表视野检测	5	实操	选考（三选一）	10	X
			自动视野计视野检测					
			低视力的病史采集					

续表

考核范围	考核比重（%）	考核内容		考核比重（%）	考核形式	选考方式	考核时间（min）	重要程度
1. 基础检查		1-2 双眼视功能检测	诊断眼位检查	5	实操	选考（二选一）	10	X
			眼的扫视和跟随运动检查					
			AC/A 比率的梯度法检测	10	实操	必考	10	Y
			AC/A 比率的计算法检测					
			双眼视图形的绘制和分析	10	笔试	必考	10	Y
			采用 Sheard 准则矫治双眼视异常	20	实操	必考	20	Y
			采用 1:1 准则矫治双眼视异常					
			采用 Percival 准则矫治双眼视异常					
			注视差异的检测和分析	5	实操	选考（二选一）	10	Y
			注视差异的图形分析		笔试			
2. 屈光检查	45	2-1 验光	低视力的视力检查	5	实操	选考（二选一）	10	Y
			低视力的屈光检查					
		2-2 开具处方	远用望远镜助视器的验配	10	实操	必考	20	Y
			近用望远镜助视器的验配					
			低视力助视器的使用训练	5	实操	选考（二选一）	10	X
			远用望远验光仪屈光定量					
			弱视的屈光矫正	5	实操	选考（二选一）	10	X
			眼底镜注视性质检测					

续表

考核范围	考核比重(%)	考核内容		考核比重(%)	考核形式	选考方式	考核时间(min)	重要程度
2．屈光检查		2-3 视觉训练	双眼视异常的功能训练	5	实操	必考	10	Y
			双眼视检查和处方的整体操作	10	笔试	必考	20	Y
			弱视的视觉训练	5	实操	选考	10	X
3．培训与指导	5	3-1 培训	制作多媒体教学幻灯	5	演示	选考（二选一）	10	X
		3-2 指导	阅读视光专业英语资料					

附录

培训要求与课程规范对照表

附录

附录1 职业基本素质培训要求与课程规范对照表

2.1.1 职业基本素质培训要求			2.2.1 职业基本素质培训课程规范			
职业基本素质模块（模块）	培训内容（课程）	培训细目	学习单元	课程内容	培训建议	课堂学时
1.职业道德与职业守则	1-1 职业道德	（1）职业道德概述 （2）职业道德的特点 （3）职业道德的社会作用 （4）社会主义职业道德的基本内容 （5）培养社会主义职业道德的重要意义	职业道德基本认识	1）职业道德概述 ①内容 ②表现形式 ③调节范围 ④产生的效果 2）职业道德的特点 ①职业道德具有适用范围的有限性 ②职业道德具有发展的历史继承性 ③职业道德表达形式的多样性 ④职业道德具有强烈的纪律性 3）职业道德的社会作用 4）社会主义职业道德的基本内容 5）培养社会主义职业道德的重要意义 ①促进行业兴旺发达 ②调整和建立新型人际关系 ③做好本职工作 ④实现人的全面发展	（1）方法：讲授法、案例教学法 （2）重点与难点：培养社会主义职业道德的重要意义	1
	1-2 职业守则	眼镜验光员职业守则	眼镜验光员职业守则	1）遵纪守法，敬业爱岗，遵守职业道德 2）工作认真负责，自觉履行职责 3）文明礼貌，热情待客，全心全意为消费者服务 4）具备刻苦学习、勤奋钻研的工匠精神，不断更新专业知识和技能 5）谦虚谨慎，团结协作，主动配合 6）遵守操作规程，爱护仪器、设备	（1）方法：讲授法、案例教学法 （2）重点与难点：眼镜验光员职业守则	1

续表

2.1.1 职业基本素质培训要求			2.2.1 职业基本素质培训课程规范			
职业基本素质模块（模块）	培训内容（课程）	培训细目	学习单元	课程内容	培训建议	课堂学时
2. 眼科学知识	2-1 眼球的解剖和生理	（1）眼球壁的解剖和生理 （2）眼球内容的解剖和生理	（1）眼球壁的解剖和生理	1）外层 ①角膜 ②巩膜 2）中层（葡萄膜） ①虹膜 ②睫状体 ③脉络膜 3）内层 ①视网膜 ②视盘 ③黄斑	（1）方法：讲授法、演示法 （2）重点：角膜的解剖和生理 （3）难点：视网膜的解剖和生理	6
			（2）眼球内容的解剖和生理	1）眼内腔 ①前房 ②后房 ③玻璃体腔 2）眼内容物 ①房水 ②晶状体 ③玻璃体	（1）方法：讲授法、演示法 （2）重点与难点：晶状体的解剖和生理	2
	2-2 视路及瞳孔反射路	（1）视路的生理 （2）瞳孔反射路的生理	（1）视路的生理	1）视网膜光感受器 2）视神经 3）视交叉 4）视束 5）外侧膝状体 6）视放射 7）视皮质	（1）方法：讲授法、演示法 （2）重点与难点：视路的组成和生理	2
			（2）瞳孔反射路的生理	1）对光反射的神经传导 2）近反射的原理和生理	（1）方法：讲授法、演示法 （2）重点与难点：近反射的原理和生理	2
	2-3 眼附属器的解剖和生理	（1）眼睑的解剖和生理	（1）眼睑的解剖和生理	1）眼睑的解剖 ①眼睑的形状及位置 ②眼睑的解剖学特点 ③眼睑的组织学分层 ④眼睑的血管 ⑤眼睑的神经 2）眼睑的功能	（1）方法：讲授法、演示法 （2）重点与难点：眼睑的组织学分层	1

附录

续表

2.1.1 职业基本素质培训要求			2.2.1 职业基本素质培训课程规范			
职业基本素质模块（模块）	培训内容（课程）	培训细目	学习单元	课程内容	培训建议	课堂学时
2. 眼科学知识	2-3 眼附属器的解剖和生理	（2）结膜的解剖和生理 （3）泪器的解剖和生理 （4）眼外肌和眼眶的解剖和生理	（2）结膜的解剖和生理	1）结膜的解剖 ①结膜的形状及位置 ②结膜的解剖学特点 ③结膜的分泌腺 ④结膜的血管 ⑤结膜的神经 2）结膜的功能	（1）方法：讲授法、演示法 （2）重点与难点：结膜的功能	1
			（3）泪器的解剖和生理	1）泪器的解剖学特点 ①泪腺和副泪腺 ②泪道 2）泪液的生理特点 ①泪液的分泌 ②泪液的排泄	（1）方法：讲授法、演示法 （2）重点与难点：泪液的分泌和排泄	1
			（4）眼外肌和眼眶的解剖和生理	1）眼外肌的解剖学特点 ①眼外肌的种类 ②眼外肌的神经支配 2）眼外肌的功能 3）眼眶的组成和功能	（1）方法：讲授法、演示法 （2）重点：眼外肌的种类 （3）难点：眼外肌的功能	3
	2-4 常见眼病知识	（1）影响视觉的常见症状 （2）影响视觉的常见眼病	（1）影响视觉的常见症状	1）视力下降的致因 2）视野缺损的致因	（1）方法：讲授法、演示法 （2）重点与难点：视力下降的致因	2
			（2）影响视觉的常见眼病的表现	1）屈光介质疾病 ①角膜疤痕 ②白内障 ③玻璃体混浊 2）眼底疾病 ①老年性黄斑变性 ②视网膜脱离 ③视网膜色素变性 ④视网膜中央静脉栓塞 ⑤视网膜中央动脉栓塞 ⑥视神经炎 ⑦视神经萎缩 3）青光眼	（1）方法：讲授法、演示法 （2）重点：屈光介质疾病 （3）难点：眼底疾病	3

续表

2.1.1 职业基本素质培训要求			2.2.1 职业基本素质培训课程规范			
职业基本素质模块（模块）	培训内容（课程）	培训细目	学习单元	课程内容	培训建议	课堂学时
2. 眼科学知识	2-4 常见眼病知识	(3) 其他常见眼病的认识	(3) 其他常见眼病的认识	1) 外眼疾病 ①眼睑疾病 ②泪器疾病 ③结膜疾病 ④角膜疾病 ⑤巩膜疾病 2) 内眼疾病 ①晶状体疾病 ②葡萄膜疾病 ③视网膜疾病	(1) 方法：讲授法、演示法 (2) 重点与难点：角膜疾病、晶状体疾病	1
3. 光学知识	3-1 物理光学知识	(1) 光的本质知识 (2) 光的度量方法	(1) 光的本质知识	1) 光的微粒说 2) 光的波动说 3) 光的电磁说 4) 光的量子说	(1) 方法：讲授法 (2) 重点与难点：光的电磁说	2
			(2) 光的度量方法	1) 视觉光度测量基础 2) 光的常用度量单位	(1) 方法：讲授法 (2) 重点与难点：光的常用度量单位	2
	3-2 几何光学知识	(1) 光的传播概念 (2) 光的基本定律 (3) 三棱镜的结构和性质 (4) 球面透镜的结构和性质	(1) 光的传播和基本定律	1) 光的传播 ①光线与光束的性质 ②介质的概念 2) 光的基本定律 ①光的直线传播定律 ②光的独立传播定律 ③光的反射定律和折射定律 ④光路可逆原理	(1) 方法：讲授法、演示法、实训（练习）法 (2) 重点与难点：光的基本定律	4
			(2) 透镜的知识	1) 三棱镜 ①三棱镜的结构 ②三棱镜的光学特性 ③棱镜屈光力的度量及底向标示法 2) 球面透镜 ①球面透镜的结构和类别 ②球面透镜的光学特性 3) 柱面透镜 ①柱面透镜的结构 ②柱面透镜的光学特性 ③柱面透镜的屈光力及轴向标示法	(1) 方法：讲授法、演示法、实训（练习）法 (2) 重点：球柱面透镜的光学特性	8

附录

续表

2.1.1 职业基本素质培训要求			2.2.1 职业基本素质培训课程规范			
职业基本素质模块（模块）	培训内容（课程）	培训细目	学习单元	课程内容	培训建议	课堂学时
3．光学知识	3-2 几何光学知识	（5）柱面透镜的结构和性质 （6）球柱面透镜的结构和性质	（2）透镜的知识	4）球柱面透镜 ①球柱面透镜的结构 ②球柱面透镜的光学特性 ③球柱面透镜的屈光力及表示方法	（3）难点：三棱镜的结构和光学特性	
	3-3 眼镜光学知识	（1）眼镜球面透镜的结构和性质 （2）眼镜柱面透镜的结构和性质 （3）眼镜棱镜的结构和性质	（1）眼镜球面透镜	1）球面透镜的联合 ①两球面透镜同轴密接联合 ②两球面透镜同轴间距联合 2）球面透镜的转换 ①形式（或片形）转换 ②顶点转换	（1）方法：讲授法、实训（练习）法 （2）重点与难点：球面透镜的联合与转换	2
			（2）眼镜柱面透镜	1）柱面透镜的联合与转换 ①柱面透镜的联合 ②柱面透镜的转换 2）球柱面透镜的联合与转换 ①球柱面透镜的联合 ②球柱面透镜的转换	（1）方法：讲授法、实训（练习）法 （2）重点与难点：球柱面透镜的联合与转换	3
			（3）眼镜棱镜	1）棱镜度的合成与分解 ①棱镜度的合成 ②棱镜度的分解 ③透镜移心规则 2）薄球面透镜的棱镜效应 ①Prentice规则 ②球面透镜上任意一点的棱镜效应 3）柱面透镜和球柱面镜的棱镜效应 ①柱面透镜的棱镜效应 ②球柱面透镜的棱镜效应 4）眼镜的棱镜效应 ①位移、位移不等 ②色散效应 ③像跳 5）眼镜的偏心	（1）方法：讲授法、实训（练习）法 （2）重点：棱镜度的合成与分解 （3）难点：眼镜的棱镜效应	3

续表

2.1.1 职业基本素质培训要求			2.2.1 职业基本素质培训课程规范			
职业基本素质模块（模块）	培训内容（课程）	培训细目	学习单元	课程内容	培训建议	课堂学时
3．光学知识	3-3 眼镜光学知识	(4) 镜眼距对透镜的影响 (5) 眼镜的放大作用 (6) 眼镜镜片的曲率和厚度 (7) 眼镜的片形设计规律	(4) 镜眼距	1）镜眼距的等效分析 ①透镜的有效屈光力 ②透镜有效屈光力的公式求解 ③镜眼距改变对镜片有效屈光力的影响 2）戴镜后注视物体时所用调节力的变化	(1) 方法：讲授法、实训（练习）法 (2) 重点：镜眼距改变对镜片有效屈光力的影响 (3) 难点：透镜有效屈光力的公式求解	3
			(5) 眼镜的放大作用	1）球面透镜的物像关系 ①牛顿公式 ②高斯公式 ③放大率 2）视网膜影像的定量 3）眼镜的放大倍率 4）眼镜的相对放大倍率 5）散光眼镜的视物变形	(1) 方法：讲授法、实训（练习）法 (2) 重点：眼镜的放大倍率和相对放大倍率 (3) 难点：球面透镜的物像关系	3
			(6) 眼镜镜片的曲率和厚度	1）眼镜镜片的曲率和测量方法 ①曲率 ②测量方法 2）眼镜镜片的厚度和测量方法 ①中心厚度和边缘厚度 ②测量方法	(1) 方法：讲授法、实训（练习）法 (2) 重点与难点：眼镜镜片曲率和厚度的测量方法	2
			(7) 眼镜的片形设计	1）眼镜镜片的像差 ①球差 ②彗差 ③场曲 ④像散 ⑤畸变 ⑥色差 2）眼镜双面的曲度调配 ①消除像差与镜片设计 ②匹兹凡面 ③镜片弯度与减小畸变 ④基曲对镜片光学质量的影响	(1) 方法：讲授法、实训（练习）法 (2) 重点：眼镜镜片的像差 (3) 难点：眼镜双面的曲度调配	3

续表

2.1.1 职业基本素质培训要求			2.2.1 职业基本素质培训课程规范			
职业基本素质模块（模块）	培训内容（课程）	培训细目	学习单元	课程内容	培训建议	课堂学时
3．光学知识	3-3 眼镜光学知识	（8）多焦眼镜的结构和性质 （9）特殊类型的眼镜的结构和性质	（8）多焦眼镜和特殊类型的眼镜	1）双焦眼镜 ①双焦镜片的类型 ②双焦镜片的棱镜效应 2）多焦眼镜 ①三焦眼镜 ②渐变焦眼镜 3）特殊类型的眼镜 ①等像眼镜 ②菲涅尔透镜	（1）方法：讲授法、实训（练习）法 （2）重点：渐变焦眼镜 （3）难点：特殊类型的眼镜	5
4．眼屈光学知识	4-1 眼生理光学知识	（1）眼的光学系统 （2）眼的生理性光学缺陷	（1）眼的光学系统	1）眼的屈光结构和光学常数 ①角膜 ②房水 ③晶状体 ④玻璃体 2）眼屈光系统和眼的三对基点 ①眼屈光系统——共轴球面系统 ②眼的三对基点 3）简化眼 4）视网膜成像 ①视网膜成像大小的计算 ②影响视网膜成像大小的因素及意义 5）眼的生理轴与角 ①光轴 ②视轴 ③固定轴 ④视角（α角） ⑤Kappa角（κ角）	（1）方法：讲授法、实训（练习）法 （2）重点：眼的屈光结构和光学常数 （3）难点：眼的生理轴与角	4
			（2）眼的生理性光学缺陷	1）眼的几何像差 ①球面像差 ②色像差 ③其他像差 2）眼的波阵面像差	（1）方法：讲授法、实训（练习）法 （2）重点：眼的几何像差 （3）难点：眼的波阵面像差	4

续表

2.1.1 职业基本素质培训要求			2.2.1 职业基本素质培训课程规范			
职业基本素质模块（模块）	培训内容（课程）	培训细目	学习单元	课程内容	培训建议	课堂学时
4．眼屈光学知识	4-2 眼的调节与集合知识	（1）眼的调节功能	（1）眼的调节功能	1）调节的定义及机理 ①定义 ②机理	（1）方法：讲授法、实训（练习）法 （2）重点：调节的基本概念 （3）难点：调节功能异常	4
				2）调节的联动		
				3）调节的基本概念 ①调节远点、远点距离、静态屈光度 ②调节近点、近点距离、动态屈光度 ③调节范围 ④调节力 ⑤调节幅度		
				4）调节与眼静态屈光状态的关系 ①调节远点和调节近点差异 ②显性调节力和隐性调节力差异		
				5）调节功能异常 ①调节不足 ②调节过度 ③调节灵活度不良 ④调节衰弱		
				6）老视眼 ①年龄相关性调节变化 ②老视眼的临床表现 ③老视眼的矫正原则		
			（2）眼的聚散功能	1）集合的定义和类型 ①定义 ②类型	（1）方法：讲授法、实训（练习）法	4
				2）集合的基本概念 ①集合远点、集合远点距离 ②集合近点、集合近点距离 ③集合范围 ④集合幅度 ⑤集合角		

111

续表

2.1.1 职业基本素质培训要求			2.2.1 职业基本素质培训课程规范			
职业基本素质模块（模块）	培训内容（课程）	培训细目	学习单元	课程内容	培训建议	课堂学时
4. 眼屈光学知识	4-2 眼的调节与集合知识	（2）眼的聚散功能	（2）眼的聚散功能	3）调节、集合与屈光状态的关系 ①正视眼的调节与集合的关系 ②屈光不正的调节与集合的关系	（2）重点：集合的基本概念 （3）难点：聚散功能异常	
				4）聚散功能异常 ①集合不足 ②集合过度 ③散开不足 ④散开过度 ⑤基本型外隐斜 ⑥基本型内隐斜 ⑦融像性聚散功能障碍		
	4-3 眼的屈光不正知识	（1）屈光不正的基本概念 （2）远视眼相关知识 （3）近视眼相关知识	（1）屈光不正的概述	1）正视和正视眼临床标准	（1）方法：讲授法、讨论法 （2）重点：屈光不正的定义 （3）难点：影响屈光不正的因素	2
				2）屈光不正的定义		
				3）影响屈光不正的因素 ①正视化现象 ②眼的屈光状态 ③引起屈光不正的主要原因		
			（2）远视眼相关知识	1）远视眼的成因	（1）方法：讲授法、讨论法 （2）重点：远视眼的临床表现 （3）难点：远视眼的矫正	4
				2）远视眼的屈光		
				3）远视眼的分类 ①依屈光成分分类 ②依视度数分类 ③依调节状态分类		
				4）远视眼的临床表现 ①视力减退 ②视疲劳 ③内斜视 ④眼底变化		
				5）远视眼的矫正		
			（3）近视眼相关知识	1）近视眼的患病率	（1）方法：讲授法、讨论法	6
				2）近视眼的成因 ①遗传因素 ②环境因素		
				3）近视眼的屈光		

职业基本素质培训要求与课程规范对照表

续表

2.1.1 职业基本素质培训要求			2.2.1 职业基本素质培训课程规范			
职业基本素质模块（模块）	培训内容（课程）	培训细目	学习单元	课程内容	培训建议	课堂学时
4. 眼屈光学知识	4-3 眼的屈光不正知识	（4）散光眼相关知识 （5）屈光参差相关知识	（3）近视眼相关知识	4）近视眼的分类 ①依屈光成分分类 ②依近视度数分类 ③依病程进展和病理变化分类 ④依是否有调节因素参与分类 5）单纯性近视眼的临床表现 ①远视力降低 ②视疲劳 ③眼位 ④眼底 6）近视眼的矫正 ①框架眼镜 ②接触镜 ③角膜塑形镜 ④屈光性手术 7）近视眼的预防 ①高度近视者忌婚配 ②治疗眼及全身性疾病 ③控制环境因素 ④预防近视并发症 ⑤定期进行视力检查	（2）重点：单纯性近视眼的临床表现 （3）难点：近视眼的矫正	
			（4）散光眼相关知识	1）散光眼的成因 ①曲率原因 ②屈光指数原因 ③屈光系统成分位置偏斜原因 2）散光眼的屈光 3）散光眼的分类 ①规则散光 ②不规则散光 4）散光眼的临床表现 ①视力下降 ②视疲劳 ③弱视	（1）方法：讲授法、讨论法 （2）重点与难点：散光眼的临床表现	6
			（5）屈光参差相关知识	1）屈光参差的成因 2）屈光参差的临床表现 ①双眼视功能障碍 ②呈现交替视力 ③单眼视力 ④斜视 3）屈光参差的矫正原则 ①对儿童屈光参差者 ②对成年人屈光参差者 ③对老年人屈光参差者	（1）方法：讲授法、讨论法 （2）重点：屈光参差的临床表现 （3）难点：屈光参差的矫正原则	2

附录

续表

2.1.1 职业基本素质培训要求			2.2.1 职业基本素质培训课程规范			
职业基本素质模块（模块）	培训内容（课程）	培训细目	学习单元	课程内容	培训建议	课堂学时
4. 眼屈光学知识	4-3 眼的屈光不正知识	(6) 眼镜矫正屈光不正的机理	(6) 眼镜矫正屈光不正的机理	1) 眼的远点与远点球面 ①眼的远点球面 ②传统的眼镜矫正机理 ③常规矫正说法 ④远点球面矫正说法 2) 眼镜透镜的焦点和焦线，矫正规则散光的机理	(1) 方法：讲授法、讨论法 (2) 重点：眼的远点与远点球面 (3) 难点：眼镜透镜的焦点和焦线	4
5. 眼镜商品学知识	5-1 镜片知识	(1) 镜片的基本属性 (2) 眼镜片材料的分类	(1) 镜片的基本属性	1) 镜片的光学属性 ①光的折射 ②光的反射 ③光的透射 ④光的吸收 ⑤光的散射和衍射 2) 镜片的物理属性 ①机械性质 ②热性质 ③电性质 3) 镜片的化学属性 ①化学稳定性 ②耐酸、碱、有机溶剂的性能 ③耐辐射化学作用的性能 ④极端条件下材料的反应特性	(1) 方法：讲授法、实训（练习）法 (2) 重点：镜片的光学属性 (3) 难点：镜片的物理和化学属性	6
			(2) 镜片材料的分类	1) 玻璃介质材料 ①普通玻璃材料 ②高折射率玻璃材料 ③着色玻璃材料 ④玻璃光致变色材料 2) 天然水晶材料 3) 光学树脂介质材料 ①热固性材料 ②热塑性材料	(1) 方法：讲授法、实训（练习）法 (2) 重点与难点：光学树脂介质材料	6
			(3) 镜片材料的处理	1) 镜片表面加膜处理 ①镜片表面耐磨损膜处理 ②镜片表面多层减反射膜处理 ③镜片表面顶膜处理 ④镜片表面复合膜处理 ⑤镜片表面功能性加膜处理	(1) 方法：讲授法、实训（练习）法	4

续表

2.1.1 职业基本素质培训要求			2.2.1 职业基本素质培训课程规范			
职业基本素质模块（模块）	培训内容（课程）	培训细目	学习单元	课程内容	培训建议	课堂学时
5．眼镜商品学知识	5-1 镜片知识	（3）镜片材料的处理	（3）镜片材料的处理	2）镜片表面染色处理 ①镜片染色工艺 ②调色染色和梯度染色 ③常见的五种染色镜片	（2）重点与难点：镜片表面加膜处理	
				3）光致变色镜片 ①灰色变色镜片 ②橙黄色、浅黄色变色镜片 ③防视网膜退化变色镜片 ④茶色变色镜片 ⑤蓝色变色镜片 ⑥梯度变色镜片 ⑦液晶变色镜片 ⑧渗透法树脂光致变色镜片		
	5-2 眼镜架知识	（1）眼镜架材料知识	（1）眼镜架的材料	1）金属材料眼镜架 ①黄铜 ②铜镍锌锡合金 ③青铜 ④蒙耐尔合金 ⑤高镍合金 ⑥不锈钢 ⑦钛系列 ⑧金及其合金 ⑨铂及铂金族 ⑩包金 ⑪铝合金 ⑫稀有金属	（1）方法：讲授法、实训（练习）法 （2）重点：金属材料眼镜架 （3）难点：非金属材料眼镜架	3
				2）非金属材料眼镜架 ①硝酸纤维素 ②醋酸纤维素 ③乙酸丙酸纤维素 ④环氧树脂 ⑤聚酰胺 ⑥纤维增强塑料 ⑦碳化硅纤维及其复合材料 ⑧金属基复合材料 ⑨TR-90（塑胶钛） ⑩聚醚酰亚胺		
				3）天然材料眼镜架		

附录

续表

2.1.1 职业基本素质培训要求			2.2.1 职业基本素质培训课程规范			
职业基本素质模块（模块）	培训内容（课程）	培训细目	学习单元	课程内容	培训建议	课堂学时
5. 眼镜商品学知识	5-2 眼镜架知识	（2）眼镜架款式知识 （3）眼镜架结构知识	（2）眼镜架的款式	1）按材料分类 ①金属架 ②塑料架 ③混合架	（1）方法：讲授法、实训（练习）法 （2）重点与难点：眼镜架的款式	3
				2）按形式分类 ①全框架 ②半框架 ③无框架 ④组合架和折叠架		
			（3）眼镜架的结构	1）眼镜架各部位名称 ①镜圈 ②鼻梁 ③鼻托 ④桩头 ⑤镜腿 ⑥铰链 ⑦锁紧管	（1）方法：讲授法、实训（练习）法 （2）重点：眼镜架各部位名称 （3）难点：眼镜架规格尺寸的表示方法	2
				2）眼镜架的规格尺寸		
				3）眼镜架规格尺寸的表示方法 ①方框法 ②基准线法		
6. 相关法律、法规知识	6-1 法律知识	（1）《中华人民共和国劳动法》 （2）《中华人民共和国产品质量法》	（1）《中华人民共和国劳动法》	1）《中华人民共和国劳动法》制定的目的	（1）方法：讲授法 （2）重点与难点：劳动者的权利和义务	1
				2）《中华人民共和国劳动法》的适用范围		
				3）劳动者的权利和义务		
				4）《中华人民共和国劳动法》的主要内容		
			（2）《中华人民共和国产品质量法》	1）《中华人民共和国产品质量法》概述	（1）方法：讲授法 （2）重点与难点：生产者、销售者的产品质量责任和义务	1
				2）产品质量的监督		
				3）生产者、销售者的产品质量责任和义务		
				4）损害赔偿		

职业基本素质培训要求与课程规范对照表

续表

2.1.1 职业基本素质培训要求			2.2.1 职业基本素质培训课程规范			
职业基本素质模块（模块）	培训内容（课程）	培训细目	学习单元	课程内容	培训建议	课堂学时
6. 相关法律、法规知识	6-1 法律知识	(3)《中华人民共和国计量法》(4)《中华人民共和国消费者权益保护法》	(3)《中华人民共和国计量法》	1)《中华人民共和国计量法》概述 2) 计量基准器具、计量标准器具和计量检定 3) 计量器具管理 4) 计量监督 5) 法律责任	(1) 方法：讲授法 (2) 重点与难点：计量基准器具、计量标准器具和计量检定	1
			(4)《中华人民共和国消费者权益保护法》	1)《中华人民共和国消费者权益保护法》概述 2) 消费者的权利 3) 经营者的义务 4) 经营者的法律责任 5) 消费争议的解决 6) 消费者合法权益的保护	(1) 方法：讲授法 (2) 重点与难点：经营者的法律责任	1
	6-2 法规知识	(1)《医疗器械监督管理条例》 (2)《眼镜镜片》国家标准 (3)《眼镜架》国家标准 (4)《配装眼镜》国家标准 (5)《眼科光学接触镜》国家标准	(1)《医疗器械监督管理条例》	1)《医疗器械监督管理条例》概述 2) 医疗器械产品注册与备案 3) 医疗器械生产 4) 医疗器械经营与使用 5) 不良事件的处理与医疗器械的召回 6) 监督检查 7) 法律责任	(1) 方法：讲授法 (2) 重点与难点：医疗器械的监督检查	2
			(2) 眼镜产品的国家标准	1)《眼镜镜片》(GB 10810) 2)《眼镜架》(GB/T 14214) 3)《配装眼镜》(GB 13511) 4)《眼科光学 接触镜》(GB/T 11417)	(1) 方法：讲授法 (2) 重点与难点：《配装眼镜》(GB 13511)	4
课堂学时合计						140

附录

附录2　五级/初级职业技能培训要求与课程规范对照表

2.1.2　五级/初级职业技能培训要求				2.2.2　五级/初级职业技能培训课程规范			
职业功能模块（模块）	培训内容（课程）	技能目标	培训细目	学习单元	课程内容	培训建议	课堂学时
1．接待	1-1 问诊	1-1-1 能询问并记录顾客的一般资料及配镜目的和要求	（1）顾客一般资料的询问 （2）顾客配镜目的的询问 （3）顾客配镜要求的询问	（1）询问屈光异常与特殊验光者的表现	1）屈光异常的表现 ①远视眼的表现 ②近视眼的表现 ③散光眼的表现 ④老视眼的表现 2）特殊验光者的一般表现 ①屈光参差的表现 ②调节和集合异常的表现 ③显斜视和隐斜视的表现 ④弱视的表现 ⑤低视力的表现 ⑥白内障术后的表现 ⑦准分子激光近视矫正术后的表现 ⑧角膜塑形术后的表现 3）询问顾客配镜目的与要求的操作流程	（1）方法：讲授法、情景表演法 （2）重点：屈光异常、特殊验光者的表现 （3）难点：初步判断顾客目前眼部的健康状况和屈光状况	4
		1-1-2 能询问并记录顾客与验光相关的过去史	（1）顾客验光相关过去史的询问	（2）询问影响视觉与视力矫正的症状	1）影响视觉的常见症状 ①自幼视力差 ②视力下降 ③视野缺损 ④其他视觉异常 2）影响视力矫正的常见眼病 ①角膜疤痕 ②白内障 ③玻璃体混浊 ④老年性黄斑部退行变性 ⑤视网膜脱离	（1）方法：讲授法、讨论法 （2）重点：常见眼病及眼病与全身病的关系，验配错误或使用不当的表现	6

五级／初级职业技能培训要求与课程规范对照表

续表

2.1.2 五级／初级职业技能培训要求				2.2.2 五级／初级职业技能培训课程规范			
职业功能模块（模块）	培训内容（课程）	技能目标	培训细目	学习单元	课程内容	培训建议	课堂学时
1．接待	1-1 问诊	1-1-2 能询问并记录顾客与验光相关的过去史	（2）顾客验光相关过去史的记录	（2）询问影响视觉与视力矫正的症状	⑥视网膜色素变性 ⑦视网膜中央动脉、静脉栓塞 ⑧青光眼 3）影响接触镜验配的常见眼病 4）影响视力矫正的常见全身病 5）影响视力矫正的药物反应 6）与遗传相关的眼病常识 ①屈光不正的遗传方式 ②其他眼病的遗传方式 7）眼镜验配错误或使用不当的表现 ①框架眼镜验配错误或使用不当的表现 ②接触镜验配错误或使用不当的表现 8）询问配镜者验光相关过去史的操作流程	（3）难点：掌握顾客的戴镜历史及病史、家族史	
	1-2 咨询	1-2-1 能解答关于验光配镜的疑问并介绍戴镜常识	（1）顾客疑问的解答	（1）配镜原则与戴镜常识	1）屈光异常者的配镜原则 ①远视眼的配镜原则 ②近视眼的配镜原则 ③散光眼的配镜原则 ④老视眼的配镜原则	（1）方法：讲授法、讨论法	6

续表

2.1.2 五级/初级职业技能培训要求					2.2.2 五级/初级职业技能培训课程规范			
职业功能模块（模块）	培训内容（课程）	技能目标	培训细目	学习单元	课程内容	培训建议	课堂学时
1．接待	1-2 咨询	1-2-1 能解答关于验光配镜的疑问并介绍戴镜常识	（2）戴镜常识的介绍	（1）配镜原则与戴镜常识	2）特殊验光者的配镜原则 ①屈光参差的配镜原则 ②隐斜视的配镜原则 ③弱视的配镜原则 ④低视力的配镜原则 ⑤眼球震颤的配镜原则 3）戴镜常识 ①框架眼镜的戴镜常识 ②接触镜的戴镜常识 ③低视力助视器的戴镜常识 4）解答验光配镜疑问的操作流程	（2）重点：屈光异常者、特殊验光者的配镜原则及戴镜常识 （3）难点：解答顾客验光配镜的相关问题	
		1-2-2 能介绍眼镜商品的特点	（1）镜片特点的介绍 （2）眼镜架特点的介绍 （3）接触镜特点的介绍	（2）介绍眼镜商品	1）镜片的种类和特点 ①玻璃镜片 ②光学树脂镜片 ③水晶镜片 2）眼镜架的种类和特点 3）接触镜的种类和特点 4）眼镜商品介绍的操作流程	（1）方法：讲授法、讨论法、实物示教法 （2）重点：眼镜商品的种类和特点 （3）难点：介绍镜片、眼镜架和接触镜的特点	6
2．基础检查	2-1 视力检查	2-1-1 能进行视力检查	视力的检查	（1）检查视力	1）视角和视力 ①视角和视力的概念 ②视角与视标的设计 ③视标的类型 ④视力的记录方法 ⑤视觉分辨力极限理论	（1）方法：讲授法、演示法、实训（练习）法、角色扮演法	10

120

五级／初级职业技能培训要求与课程规范对照表

续表

2.1.2 五级／初级职业技能培训要求				2.2.2 五级／初级职业技能培训课程规范			
职业功能模块（模块）	培训内容（课程）	技能目标	培训细目	学习单元	课程内容	培训建议	课堂学时
2. 基础检查	2-1 视力检查	2-1-1 能进行视力检查	视力的检查	（1）检查视力	2）视力表的设计 ①Snellen视力表 ②对数视力表 ③Bailey-Lovie视力表 ④儿童视力表 ⑤内置式视力表 ⑥近视力表 3）检查远视力的操作流程 4）检查近视力的操作流程	（2）重点：视角的概念、视力表原理及正确使用方法 （3）难点：准确测得裸眼及矫正视力	
		2-1-2 能进行导致视力异常的常见原因分析	常见视力异常的分析	（2）分析视力异常	1）视力异常的分析方法 ①低于5.0视力的分析 ②低于4.0视力的分析 2）视力检测结果的分析 ①影响视力检测的因素 ②远视力和近视力与屈光不正 3）针孔视力的检测 4）光感和光定位的检测 ①检测光感 ②记录光定位	（1）方法：讲授法、演示法、实训（练习）法、角色扮演法 （2）重点：视力检测结果的分析方法，针孔视力、光感和光定位的检测方法 （3）难点：进行视力异常分析	6
	2-2 外眼检查	2-2-1 能用放大照明法进行眼附属器的常规检查	眼附属器的常规检查	（1）检查眼附属器	1）外眼的常规检查 ①检查程序 ②检查方式 2）眼附属器的常见异常 ①眼睑 ②睫毛 ③泪器 ④结膜 ⑤眼位	（1）方法：讲授法、演示法、实训（练习）法、角色扮演法 （2）重点：外眼的常规检查程序	4

续表

2.1.2 五级/初级职业技能培训要求				2.2.2 五级/初级职业技能培训课程规范			
职业功能模块（模块）	培训内容（课程）	技能目标	培训细目	学习单元	课程内容	培训建议	课堂学时
2. 基础检查	2-2 外眼检查	2-2-1 能用放大照明法进行眼附属器的常规检查	眼附属器的常规检查	（1）检查眼附属器	3）眼附属器常规检查的操作流程	（3）难点：观察眼附属器是否有异常，并分析对验光配镜的影响	
					4）翻转上眼睑的操作流程		
		2-2-2 能用放大照明法进行眼前节的常规检查	眼前节的常规检查	（2）检查眼前节	1）眼前节的常见异常 ①角膜 ②巩膜 ③房水 ④瞳孔和虹膜 ⑤晶状体 ⑥眼球	（1）方法：讲授法、演示法、实训（练习）法、角色扮演法 （2）重点：眼球的常见异常 （3）难点：观察眼前节的改变，使用放大照明法进行眼前节的常规检查	4
					2）眼前节常规检查的操作流程		
3. 屈光检查	3-1 验光	3-1-1 能用电脑验光仪进行屈光定量	电脑验光仪验光	（1）电脑验光仪验光	1）电脑验光仪的基本原理 ①焦度计原理 ②谢纳原理	（1）方法：讲授法、演示法、实训（练习）法、角色扮演法 （2）重点：电脑验光仪的原理及使用注意事项 （3）难点：使用电脑验光仪对被检者进行客观验光	4
					2）电脑验光仪的原理和评价		
					3）电脑验光仪验光的操作流程		
		3-1-2 能用瞳距尺或瞳距仪测定瞳距	（1）用瞳距尺测定瞳距 （2）用瞳距仪测定瞳距	（2）测定远用瞳距	1）瞳距的测量工具 ①瞳距尺 ②瞳距仪	（1）方法：讲授法、实物示教法、演示法、实训（练习）法、角色扮演法 （2）重点：瞳距测量的重要性及其基本知识 （3）难点：瞳距的测量方法	4
					2）瞳距的测量方法和原理		
					3）瞳距尺测定远用瞳距的操作流程		
					4）瞳距仪测定远用瞳距的操作流程		

续表

2.1.2 五级/初级职业技能培训要求				2.2.2 五级/初级职业技能培训课程规范			
职业功能模块（模块）	培训内容（课程）	技能目标	培训细目	学习单元	课程内容	培训建议	课堂学时
3. 屈光检查	3-1 验光	3-1-3 能用检影镜常态定量单光性屈光不正	单光性屈光不正的检影验光	（3）检影验光	1）检影镜的结构 ①投射系统 ②观察系统 2）检影验光的基本原理 3）检影镜的使用方法 4）检影验光分析 ①检影的目的 ②视网膜反射光移动的原理 ③检影要素 5）检影距离的选择及工作距离的换算 6）常态检影验光的评价 7）模拟眼检影验光的操作流程 8）眼常态检影验光的操作流程	（1）方法：讲授法、实物示教法、案例教学法、演示法、实训（练习）法、角色扮演法 （2）重点：检影验光的基本原理 （3）难点：使用检影验光初步确定近视眼、远视眼的屈光度	14
		3-1-4 能参考客观验光的结果，用试片箱将近视、远视和散光镜片插入试镜架中	用试片箱插片法测定屈光	（4）插片法测定屈光	1）试片箱的构成和检测功能 ①正负球面透镜片 ②正负柱面透镜片 ③三棱镜片 ④交叉柱镜片 ⑤红、绿色片 ⑥裂隙片 ⑦针孔片 ⑧遮片 ⑨平光片 2）试镜架的结构和调试方法 ①试镜架的主要结构 ②试镜架的调试	（1）方法：讲授法、案例教学法、实物示教法、演示法、实训（练习）法、角色扮演法 （2）重点：插片法的验配原则	4

附录

续表

2.1.2 五级/初级职业技能培训要求				2.2.2 五级/初级职业技能培训课程规范			
职业功能模块（模块）	培训内容（课程）	技能目标	培训细目	学习单元	课程内容	培训建议	课堂学时
3. 屈光检查	3-1 验光	3-1-4 能参考客观验光的结果，用试片箱将近视、远视和散光镜片插入试镜架中	用试片箱插片法测定屈光	（4）插片法测定屈光	3）试片箱插片法测定屈光的操作流程	（3）难点：用插片法为被检者验配眼镜	
		3-1-5 能用雾视法和最大正镜度的最佳矫正视力维持被测眼调节静态	雾视法和最大正镜度的最佳矫正视力对被测眼调节静态的维持	（5）雾视验光	1）远视眼的调节张力 2）近视眼的调节张力 3）远雾视法的原理 4）雾视法的操作流程	（1）方法：讲授法、演示法、实训（练习）法、角色扮演法 （2）重点：雾视法的基本原理及雾视的基本方法 （3）难点：在主观验光中正确使用雾视技术	2
		3-1-6 能用红绿双色试验精调球镜屈光度	（1）用红绿双色试验精调球镜屈光度 （2）用远交叉视标检测精调球镜屈光度	（6）精调球镜屈光度	1）色像差理论 2）红绿双色试验原理 3）被测眼调节放松的维持方法 4）远交叉视标检测 ①远交叉视标检测原理 ②远交叉视标适应范围 5）红绿双色试验的操作流程 6）远交叉视标检测的操作流程	（1）方法：讲授法、案例教学法、演示法、实训（练习）法、角色扮演法 （2）重点：红绿双色试验、远交叉视标检测的原理 （3）难点：在插片法验光的基础上使用红绿双色试验、远交叉视标检测，进一步精调球镜屈光度	4
		3-1-7 能用经验法矫正老视	用经验法矫正老视	（7）经验法矫正老视	1）老视的机理 2）老视的致因 3）经验法矫正老视的原则 4）经验法矫正老视的操作流程	（1）方法：讲授法、案例教学法 （2）重点：老视的致因及经验法矫正老视的原则 （3）难点：经验法矫正老视	2

续表

2.1.2 五级/初级职业技能培训要求				2.2.2 五级/初级职业技能培训课程规范			
职业功能模块（模块）	培训内容（课程）	技能目标	培训细目	学习单元	课程内容	培训建议	课堂学时
3. 屈光检查	3-1 验光	3-1-8 能维护、保养、调校电脑验光仪	（1）电脑验光仪的维护 （2）电脑验光仪的保养 （3）电脑验光仪的调校	（8）维护、保养、调校电脑验光仪	1）电脑验光仪的维护 2）电脑验光仪的保养 3）电脑验光仪的调校	（1）方法：讲授法、演示法、实训（练习）法 （2）重点：电脑验光仪的维护、保养 （3）难点：电脑验光仪的调校	2
	3-2 确定处方	3-2-1 能通过检测识别主视眼	主视眼的检测识别	（1）辨别主视眼	1）主视眼的成因 2）主视眼对验光的影响 3）辨别主视眼的操作流程	（1）方法：讲授法、演示法、实训（练习）法 （2）重点：主视眼对验光的影响 （3）难点：辨别主视眼	2
		3-2-2 能根据试戴的结果调整试片屈光度	根据试戴结果调整试片屈光度	（2）调整试片屈光度	1）验光处方的修正原则 ①视疲劳的处理 ②复视的处理 ③影像畸变的处理 2）常见问题的处理原则 ①儿童验光常见问题的处理 ②成人验光常见问题的处理 ③老年人验光常见问题的处理 3）调整试片屈光度的操作流程	（1）方法：讲授法、案例教学法、演示法 （2）重点：验光处方的修正原则 （3）难点：根据试戴结果调整试片屈光度	4
		3-2-3 能开具近视、远视等屈光不正处方	（1）近视处方的开具 （2）远视处方的开具	（3）开具处方	1）处方的基本要素 ①基本格式 ②缩写名称 ③写法举例 ④特别提示 2）处方的基本原则 ①近视处方 ②远视处方 3）开具处方的操作流程	（1）方法：讲授法、案例教学法 （2）重点：处方的基本格式 （3）难点：根据被检者验光结果，开具标准配镜处方单	2

附录

续表

2.1.2 五级/初级职业技能培训要求				2.2.2 五级/初级职业技能培训课程规范			
职业功能模块（模块）	培训内容（课程）	技能目标	培训细目	学习单元	课程内容	培训建议	课堂学时
3. 屈光检查	3-3 眼镜检测	3-3-1 能采用中和法对透镜进行定性、定量和定轴分析	（1）透镜的中和法定性分析（2）透镜的中和法定量分析（3）透镜的中和法定轴分析	（1）中和法分析透镜	1）视觉像移——透镜定性的原理 2）中和法——透镜定量的原理 3）中和法柱镜分析的原理 4）中和法对透镜进行定性、定量和定轴分析的操作流程	（1）方法：讲授法、案例教学法、演示法、实训（练习）法 （2）重点：中和法对透镜定性和球镜、柱镜定量分析的原理 （3）难点：正确利用中和法对透镜进行定性、定量和定轴分析	4
		3-3-2 能使用屈光度表检测光学眼镜镜片的屈光度	用屈光度表检测光学眼镜镜片的屈光度	（2）屈光度表检测光学眼镜镜片屈光度	1）屈光度表的结构 2）屈光度表的检测原理 3）屈光度表检测光学眼镜镜片屈光度的操作流程	（1）方法：讲授法、案例教学法、演示法、实训（练习）法 （2）重点：屈光度表的结构、检测原理及正确使用方法 （3）难点：准确测量各类镜片的球镜屈光度及柱镜屈光度	4
4. 接触镜验配	4-1 接触镜的基本验配	4-1-1 能换算接触镜的处方	接触镜处方的换算	（1）换算接触镜处方	1）接触镜顶点屈光度的换算 ①接触镜与框架眼镜屈光状态的差异 ②接触镜顶点屈光度换算的原理和方法 2）接触镜矫正散光的原理 ①接触镜的泪液透镜 ②最小弥散圈矫正原理 3）球面接触镜处方的换算	（1）方法：讲授法、案例教学法 （2）重点：接触镜顶点屈光度换算的原理和方法，接触镜矫正散光的原理 （3）难点：依实际需求进行处方调整，为配镜者确定舒适的接触镜处方	8

续表

2.1.2 五级/初级职业技能培训要求					2.2.2 五级/初级职业技能培训课程规范			
职业功能模块（模块）	培训内容（课程）	技能目标	培训细目	学习单元	课程内容	培训建议	课堂学时
4．接触镜验配	4-1 接触镜的基本验配	4-1-2 能摘戴接触镜	（1）接触镜正反面的辨别 （2）接触镜的诊断性试戴 （3）接触镜的摘戴 （4）顾客戴镜不适的排除	（2）摘戴接触镜	1）接触镜的基础特性 2）接触镜的优点 3）接触镜的适应证 4）接触镜的类型 ①按接触镜的材料分类 ②按接触镜的设计分类 ③按接触镜的佩戴方式分类 ④按接触镜的使用周期分类 5）接触镜的选择原则 ①影响接触镜佩戴的镜片因素 ②影响接触镜佩戴的眼部因素 6）接触镜正反面的辨别 7）接触镜的诊断性试戴 ①诊断性试戴镜片的管理 ②戴镜后常见问题的处理 8）摘戴接触镜的操作流程 9）顾客戴镜不适的排除	（1）方法：讲授法、案例教学法、演示法、实训（练习）法、角色扮演法 （2）重点：接触镜的基础特性、优点及适应证，接触镜的摘戴方法 （3）难点：依配镜者的需求为其选择适宜的接触镜	12

续表

2.1.2 五级/初级职业技能培训要求				2.2.2 五级/初级职业技能培训课程规范			
职业功能模块（模块）	培训内容（课程）	技能目标	培训细目	学习单元	课程内容	培训建议	课堂学时
4．接触镜验配	4-2 接触镜的护理	4-2-1 能用护理液护理软性接触镜	(1) 多功能护理液对软性接触镜的护理 (2) 双氧护理液对软性接触镜的护理	(1) 清洁保养接触镜	1) 多功能护理液 ①多功能护理液的成分 ②多功能护理液的功效 ③多功能护理液的用法 2) 双氧护理液 ①双氧护理液的成分 ②双氧护理液的功效 ③双氧护理液的用法	(1) 方法：讲授法、演示法、实训（练习）法 (2) 重点：多功能护理液和双氧护理液的成分、功效及用法 (3) 难点：清洁保养接触镜	8
		4-2-2 能指导佩戴接触镜	(1) 软性接触镜佩戴者的培训 (2) 佩戴者摘戴接触镜的训练 (3) 左右眼镜片的辨别	(2) 指导佩戴接触镜	1) 初次佩戴接触镜的注意事项 ①初次佩戴接触镜的适应时间 ②初次佩戴接触镜的常见问题和解决方法 2) 佩戴接触镜须知 3) 软性接触镜配发前的戴镜者培训 4) 训练佩戴者摘戴接触镜 5) 戴镜法辨别左右眼镜片	(1) 方法：讲授法、演示法 (2) 重点：指导佩戴者正确使用接触镜 (3) 难点：处理接触镜佩戴中的常见问题	12
				课堂学时合计			138

附录3 四级／中级职业技能培训要求与课程规范对照表

2.1.3 四级/中级职业技能培训要求				2.2.3 四级/中级职业技能培训课程规范			
职业功能模块（模块）	培训内容（课程）	技能目标	培训细目	学习单元	课程内容	培训建议	课堂学时
1. 基础检查	1-1 接触镜的配前检查	1-1-1 能用裂隙灯显微镜做外眼常规检查	（1）用弥散投照法做外眼常规检查 （2）用直接投照法检查角膜 （3）用滤光投照法检查角膜	（1）裂隙灯显微镜的常规眼部检查	1）裂隙灯显微镜的结构 ①观察系统 ②照明系统 ③机械支持部分 ④辅助用品 2）裂隙灯显微镜的工作原理 3）裂隙灯显微镜的常用检查方法及原理 ①弥散投照法 ②直接投照法 ③滤光投照法	（1）方法：讲授法、实训（练习）法、演示法 （2）重点：裂隙灯显微镜的结构、工作原理和常用检查方法 （3）难点：使用裂隙灯显微镜进行常规眼部检查	5
		1-1-2 能排除接触镜的禁忌证	排除接触镜的禁忌证	（2）接触镜的禁忌证	1）裂隙灯显微镜眼部常规检测程序和内容 2）接触镜的主要禁忌证 ①眼部禁忌证 ②全身禁忌证 ③个体条件禁忌证 ④环境条件禁忌证	（1）方法：讲授法、演示法、案例教学法 （2）重点：裂隙灯显微镜眼部常规检测程序和内容 （3）难点：排除接触镜的常见禁忌证	5
		1-1-3 能维护、保养、调校裂隙灯显微镜	（1）维护裂隙灯显微镜 （2）保养裂隙灯显微镜 （3）调校裂隙灯显微镜	（3）裂隙灯显微镜的维护、保养和调校	1）裂隙灯显微镜的维护 2）裂隙灯显微镜的保养 3）裂隙灯显微镜的调校	（1）方法：讲授法、演示法、实训（练习）法 （2）重点：裂隙灯显微镜的维护和保养 （3）难点：裂隙灯显微镜的调校	5
	1-2 泪液和角膜检查	1-2-1 能进行泪液的检查	（1）定量测定泪液破裂时间	（1）泪液的检查	1）泪器 ①泪器的解剖和生理 ②常见的泪器异常	（1）方法：讲授法、讨论法、实训（练习）法、角色扮演法	5

续表

2.1.3 四级/中级职业技能培训要求				2.2.3 四级/中级职业技能培训课程规范			
职业功能模块（模块）	培训内容（课程）	技能目标	培训细目	学习单元	课程内容	培训建议	课堂学时
1. 基础检查	1-2 泪液和角膜检查	1-2-1 能进行泪液的检查	(2) 定量测定泪液分泌量	(1) 泪液的检查	2) 泪液 ①泪液的生理 ②泪液异常对佩戴接触镜的影响 3) 泪膜破裂时间测定 ①荧光素裂隙灯检查法 ②电脑验光仪检查法 4) 泪液分泌量测定 ①Schirmer 试验 ②染色棉丝法	(2) 重点：泪器的解剖和生理、常见的泪器异常，泪液的生理、泪液异常对佩戴接触镜的影响 (3) 难点：进行泪液的检查	5
		1-2-2 能进行角膜的检查	(1) 手动角膜曲率仪的使用 (2) 自动角膜曲率仪的使用 (3) 角膜映照检查 (4) 角膜直径测量	(2) 角膜的检查	1) 角膜的解剖 ①角膜的形态 ②角膜的分层 2) 角膜的生理 ①角膜的透明性 ②角膜的屈光性 ③角膜的敏感性 ④角膜损伤的修复 ⑤角膜的代谢 3) 角膜曲率仪 ①角膜曲率仪的结构 ②角膜曲率仪的工作原理 4) 角膜曲率的检测 ①手动角膜曲率仪 ②全自动角膜曲率仪 ③可测角膜曲率的自动电脑验光仪 5) 角膜映照检查	(1) 方法：讲授法、讨论法、实训（练习）法、角色扮演法 (2) 重点：角膜的解剖和生理、角膜曲率仪的结构和工作原理	

续表

2.1.3 四级/中级职业技能培训要求				2.2.3 四级/中级职业技能培训课程规范			
职业功能模块（模块）	培训内容（课程）	技能目标	培训细目	学习单元	课程内容	培训建议	课堂学时
1. 基础检查	1-2 泪液和角膜检查	1-2-2 能进行角膜的检查	（5）角膜染色检查 （6）角膜知觉检查	（2）角膜的检查	6）角膜直径测量 7）角膜染色检查 8）角膜知觉检查 ①棉丝法 ②角膜知觉计	（3）难点：检测角膜曲率，检查角膜映照、角膜染色和角膜知觉，测量角膜直径	
		1-2-3 能维护、保养、调校手动角膜曲率仪	（1）维护手动角膜曲率仪 （2）保养手动角膜曲率仪 （3）调校手动角膜曲率仪	（3）手动角膜曲率仪的维护、保养和调校	1）手动角膜曲率仪的维护 2）手动角膜曲率仪的保养 3）手动角膜曲率仪的调校	（1）方法：讲授法、演示法、实训（练习）法 （2）重点：手动角膜曲率仪的维护和保养 （3）难点：手动角膜曲率仪的调校	5
2. 屈光检查	2-1 屈光定量	2-1-1 能用检影镜定量检测复性屈光不正	（1）用检影镜定量检测模拟眼的复性屈光不正 （2）用检影镜定量检测人眼的复性屈光不正	（1）检影镜定量检测复性屈光不正	1）睫状肌麻痹检影验光 ①常用的睫状肌麻痹剂 ②睫状肌麻痹检影验光的程序 ③睫状肌麻痹检影验光的评价 2）检影镜定量常态复杂屈光异常 ①带状光检影镜的结构和基本操作 ②带状光检影镜对散光眼常态检影验光的步骤 ③常见复杂反射光的解决方法 3）检影镜定量检测有散光的屈光不正 ①模拟眼 ②人眼	（1）方法：讲授法、实物示教法、实训（练习）法 （2）重点：常用的睫状肌麻痹剂，睫状肌麻痹检影验光的程序和评价，带状光检影镜对散光眼常态检影验光的步骤，常见复杂反射光的解决方法 （3）难点：使用常用的睫状肌麻痹剂进行复性屈光不正的常态检影	15

附录

续表

2.1.3 四级/中级职业技能培训要求				2.2.3 四级/中级职业技能培训课程规范			
职业功能模块（模块）	培训内容（课程）	技能目标	培训细目	学习单元	课程内容	培训建议	课堂学时
2. 屈光检查	2-1 屈光定量	2-1-2 能用散光盘和裂隙片测定被测眼散光	（1）用散光盘测定被测眼散光 （2）用裂隙片测定被测眼散光	（2）散光盘和裂隙片测定被测眼散光	1）散光盘检测的原理和方法 2）裂隙片检测的原理和方法 ①雾视 ②判断散光的主子午线 ③确定两条主子午线方向的读数	（1）方法：讲授法、实训（练习）法 （2）重点：散光盘和裂隙片检测的原理和方法 （3）难点：使用散光盘和裂隙片测定被测眼散光	4
		2-1-3 能用交叉圆柱镜精调柱镜的轴向和屈光度	（1）用交叉圆柱镜精调柱镜的轴向 （2）用交叉圆柱镜精调柱镜的屈光度	（3）交叉圆柱镜精调柱镜的轴向和屈光度	1）交叉圆柱镜 ①交叉圆柱镜的结构和特性 ②交叉圆柱镜的基本检测程序 2）交叉圆柱镜精调柱镜轴向的原理和方法 ①柱镜试片轴向正确 ②柱镜试片轴向有误 ③柱镜试片轴向的调整方法 3）交叉圆柱镜精调柱镜屈光度的原理和方法 ①柱镜试片度数矫的定性和定量分析 ②柱镜试片度数矫的调整方法	（1）方法：讲授法、实训（练习）法、演示法 （2）重点：交叉圆柱镜的结构和特性，交叉圆柱镜精调柱镜轴向和屈光度的原理及方法 （3）难点：使用交叉圆柱镜精调柱镜的轴向和屈光度	4
		2-1-4 能进行屈光参差的验光	（1）屈光参差的验光 （2）采用交替遮盖进行双眼平衡检查	（4）屈光参差的验光	1）屈光参差的病因和分类 ①病因 ②分类 2）屈光参差的临床表现 ①双眼交替抑制 ②持续性单眼抑制 3）屈光参差的矫正原则	（1）方法：讲授法、案例教学法 （2）重点：屈光参差的病因和分类，屈光参差的临床表现，屈光参差的矫正原则 （3）难点：进行屈光参差的验光	2

续表

2.1.3 四级/中级职业技能培训要求				2.2.3 四级/中级职业技能培训课程规范			
职业功能模块（模块）	培训内容（课程）	技能目标	培训细目	学习单元	课程内容	培训建议	课堂学时
2. 屈光检查	2-2 确定处方	2-2-1 能根据试戴的结果调整试片屈光度	根据试戴结果调整试片屈光度	开具处方	1) 散光和屈光参差的处方原则 2) 散光和屈光参差处方的修正原则 3) 散光和屈光参差处方中常见问题的处理原则	(1) 方法：讲授法、案例教学法 (2) 重点：散光和屈光参差的处方原则 (3) 难点：散光和屈光参差处方中常见问题的处理原则	2
		2-2-2 能开具散光和屈光参差的处方	(1) 开具散光处方 (2) 开具屈光参差处方				
	2-3 眼镜检测	2-3-1 能用焦度计检测眼镜后顶焦度	(1) 用焦度计检测眼镜镜片的后顶焦度 (2) 用焦度计检测接触镜的后顶焦度	(1) 焦度计检测眼镜镜片的后顶焦度	1) 焦度计 ①焦度计的分类和结构 ②焦度计的检测原理 2) 顶焦度相关国家标准的内容 3) 眼镜镜片后顶焦度的检测 ①手动焦度计 ②自动焦度计 4) 接触镜后顶焦度的检测 ①硬性接触镜 ②软性接触镜	(1) 方法：讲授法、演示法、实训（练习）法 (2) 重点：焦度计的结构、检测原理和检测方法 (3) 难点：使用焦度计检测眼镜镜片和接触镜的后顶焦度	2
		2-3-2 能用焦度计检测眼镜镜片的棱镜度	用焦度计检测眼镜镜片的棱镜度	(2) 焦度计检测眼镜镜片的棱镜度	1) 棱镜的光学效应 2) 棱镜相关国家标准的内容 3) 棱镜度的检测方法 ①手动焦度计 ②自动焦度计	(1) 方法：讲授法、实训（练习）法 (2) 重点：棱镜的光学效应及棱镜相关国家标准的内容 (3) 难点：使用焦度计检测眼镜镜片的棱镜度	1
3. 接触镜验配	3-1 接触镜配适评估	3-1-1 能采用裂隙灯进行软性接触镜的配适评估	用裂隙灯进行软性接触镜的配适评估	(1) 接触镜的配适评估	1) 软性接触镜配适的影响因素 ①软性接触镜的材料 ②软性接触镜的设计 ③软性接触镜的加工工艺	(1) 方法：讲授法、实训（练习）法、实物示教法	20

附录

续表

2.1.3 四级/中级职业技能培训要求				2.2.3 四级/中级职业技能培训课程规范			
职业功能模块（模块）	培训内容（课程）	技能目标	培训细目	学习单元	课程内容	培训建议	课堂学时
3. 接触镜验配	3-1 接触镜配适评估	3-1-1 能采用裂隙灯进行软性接触镜的配适评估	用裂隙灯进行软性接触镜的配适评估	(1) 接触镜的配适评估	2) 接触镜的配适评估项目 ①试戴镜选择 ②镜片覆盖角膜的程度与中心定位 ③移动度与松紧度 ④舒适度 ⑤角膜缘部结膜充血 ⑥视力稳定性	(2) 重点：软性接触镜配适的影响因素，接触镜配适评估的项目和方法 (3) 难点：采用裂隙灯进行软性接触镜的配适评估	20
					3) 接触镜配适的注意事项 ①试戴镜消毒保管 ②初次戴试戴镜问题 ③更新镜片后戴试戴镜问题 ④配适评估过程中的问题		
		3-1-2 能进行软性接触镜的片上验光	软性接触镜的片上验光	(2) 接触镜的片上验光	1) 接触镜的屈光界面	(1) 方法：讲授法、演示法、讨论法、角色扮演法 (2) 重点：接触镜的基本光学原理 (3) 难点：进行软性接触镜的片上验光，追加矫正度数，确定合适的软性接触镜处方	
					2) 接触镜的前曲率半径		
					3) 泪液透镜		
					4) 接触镜的放大倍率		
	3-2 接触镜配后复查	3-2-1 能评价接触镜的配戴质量	评价接触镜的配戴质量	(1) 接触镜的配戴质量	1) 接触镜配戴质量的评估 ①一般项目复查 ②特殊项目复查 ③眼部常见问题 ④镜片常见问题	(1) 方法：讲授法、演示法、讨论法	10

续表

2.1.3 四级/中级职业技能培训要求				2.2.3 四级/中级职业技能培训课程规范			
职业功能模块（模块）	培训内容（课程）	技能目标	培训细目	学习单元	课程内容	培训建议	课堂学时
3．接触镜验配	3-2 接触镜配后复查	3-2-1 能评价接触镜的配戴质量	评价接触镜的配戴质量	(1) 接触镜的配戴质量	2) 除蛋白酶制剂 ①除蛋白酶制剂的成分 ②除蛋白酶制剂的作用机理 ③除蛋白酶制剂的使用方法及注意事项 3) 润眼液制剂 ①润眼液制剂的成分 ②润眼液制剂的作用机理	(2) 重点：接触镜配戴质量的评估项目，除蛋白酶制剂和润眼液制剂的作用机理 (3) 难点：根据戴镜者的配后复查项目评价接触镜的配戴质量，分析眼部和镜片常见问题的产生原因，并进行正确处理	10
		3-2-2 能分析顾客配戴接触镜后的投诉原因并进行处理	分析顾客配戴接触镜后的投诉原因并进行处理	(2) 接触镜配戴后投诉的处理	1) 视力不良 ①视物模糊 ②视力不稳定 ③视物不舒服 2) 眼部不适 ①配戴后数日眼部不适 ②镜片配戴后即刻出现不适 ③突发性眼痛 ④异物感 ⑤瘙痒感 ⑥干燥感 ⑦烧灼感 ⑧眼睛发红（充血） 3) 镜片问题 ①镜片遗失 ②镜片破裂 ③镜片其他问题	(1) 方法：讲授法、案例教学法 (2) 重点：接触镜配戴后的常见问题 (3) 难点：分析接触镜配戴后的投诉原因并进行处理	
课堂学时合计							120

附录

附录 4　三级/高级职业技能培训要求与课程规范对照表

2.1.4　三级/高级职业技能培训要求				2.2.4　三级/高级职业技能培训课程规范			
职业功能模块（模块）	培训内容（课程）	技能目标	培训细目	学习单元	课程内容	培训建议	课堂学时
1. 基础检查	1-1 眼位检查	1-1-1 能进行眼位的客观检查	（1）用角膜映光试验检查眼位 （2）用遮盖试验和去遮盖试验检查眼位	（1）眼位的客观检查	1）眼外肌的解剖和生理 ①眼眶和筋膜系统 ②眼外肌 ③主动肌、对抗肌、协同肌和配偶肌 2）显性斜视的定义、分类和表现 ①共同性斜视 ②麻痹性斜视 3）眼位的客观检查方法 ①睑位望诊 ②测定 Kappa 角 ③角膜映光试验 ④遮盖试验和去遮盖试验 ⑤代偿头位	（1）方法：讲授法、演示法、案例教学法 （2）重点：眼外肌的解剖和生理，显性斜视的基础知识，眼位的客观检查方法 （3）难点：睑位和头位异常的分析判断	24
		1-1-2 能进行眼位的主观检查	（1）用马氏杆检查眼位 （2）用十字环形视标检查眼位 （3）用偏振十字视标检查眼位 （4）用棱镜分离法检查眼位 （5）用双马氏杆检查眼位	（2）眼位的主观检查	1）隐性斜视的基础知识 ①隐性斜视的病因 ②隐性斜视的分类和表现 2）隐性斜视的主观检查方法 ①马氏杆检查 ②十字环形视标检查 ③偏振十字视标检查 ④棱镜分离法检查 ⑤钟形盘视标检查 ⑥双马氏杆检查	（1）方法：讲授法、演示法、讨论法 （2）重点与难点：隐性斜视的基础知识及主观检查方法	24

三级／高级职业技能培训要求与课程规范对照表

续表

2.1.4 三级/高级职业技能培训要求				2.2.4 三级/高级职业技能培训课程规范			
职业功能模块（模块）	培训内容（课程）	技能目标	培训细目	学习单元	课程内容	培训建议	课堂学时
1. 基础检查	1-1 眼位检查	1-1-3 能维护、保养和调校综合验光仪	（1）维护综合验光仪 （2）保养综合验光仪 （3）调校综合验光仪	（3）综合验光仪的维护、保养和调校	1）综合验光仪的维护 2）综合验光仪的保养 3）综合验光仪的调校	（1）方法：讲授法、演示法、实训（练习）法 （2）重点：综合验光仪的维护和保养 （3）难点：综合验光仪的调校	4
	1-2 眼底和眼压检查	1-2-1 能进行眼底和屈光介质检查	（1）用眼底镜检查屈光介质 （2）用眼底镜检查眼底	（1）眼底和屈光介质的检查	1）眼底镜 ①眼底镜的结构 ②眼底镜的工作原理 2）屈光介质和眼底的检查 ①屈光介质检查 ②眼底检查 3）常见的屈光介质和眼底疾病 ①常见的屈光介质疾病 ②常见的眼底疾病	（1）方法：讲授法、演示法 （2）重点与难点：常见的屈光介质和眼底疾病，屈光介质和眼底的检查	12
		1-2-2 能进行眼压检查	（1）用指测法检测眼压 （2）用非接触式眼压计检测眼压	（2）眼压的检查	1）房水的生理 2）眼压的生理 ①眼压的正常值和生理性波动 ②正常眼压和病理性眼压 3）眼压的测定 ①压平式眼压计 ②压陷式眼压计 ③非接触式眼压计 4）指测法检测眼压的操作程序	（1）方法：讲授法、演示法 （2）重点：眼压的影响因素、正常眼压的概念、常用的眼压测定方法 （3）难点：正常眼压和病理性眼压的判断	8

附录

续表

2.1.4 三级/高级职业技能培训要求				2.2.4 三级/高级职业技能培训课程规范			
职业功能模块（模块）	培训内容（课程）	技能目标	培训细目	学习单元	课程内容	培训建议	课堂学时
1．基础检查	1-2 眼底和眼压检查	1-2-3 能维护、保养和调校相关设备	(1) 维护、保养和调校直接检眼镜 (2) 维护、保养和调校非接触式眼压计	(3) 设备的维护、保养和调校	1) 直接检眼镜的维护、保养和调校 ①直接检眼镜的维护 ②直接检眼镜的保养 ③直接检眼镜的调校 2) 非接触式眼压计的维护、保养和调校 ①非接触式眼压计的维护 ②非接触式眼压计的保养 ③非接触式眼压计的调校	(1) 方法：讲授法、演示法、实训（练习）法 (2) 重点：直接检眼镜的维护和保养，非接触式眼压计的维护和保养 (3) 难点：直接检眼镜的调校、非接触式眼压计的调校	4
2．屈光检查	2-1 验光	2-1-1 能运用综合验光仪进行常规屈光检查	(1) 预前调试综合验光仪 (2) 用综合验光仪进行双眼视力平衡检测 (3) 常规屈光检查的整体操作	(1) 综合验光仪的常规屈光检查	1) 综合验光仪的结构和功能 ①验光盘 ②视标 2) 双眼视力平衡检测 ①双眼视力平衡的生理 ②双眼视力平衡检测的原理 ③双眼视力平衡检测的方法 3) 常规屈光检查 ①综合验光仪的预前调试 ②常规屈光检查的整体操作	(1) 方法：讲授法、演示法、案例教学法 (2) 重点：综合验光仪的结构和功能，用综合验光仪进行连贯性的常规屈光检查 (3) 难点：双眼视力平衡的检测	32
		2-1-2 能进行老视的检测	(1) 测定调节幅度 (2) 检测老视附加光度	(2) 老视的检测	1) 老视的机理 2) 老视的矫正原则 3) 老视的检测方法 ①调节幅度的检测 ②融像性交叉柱镜的检测	(1) 方法：讲授法、演示法、案例教学法 (2) 重点与难点：老视的相关知识和常用检测方法	24

续表

2.1.4 三级/高级职业技能培训要求					2.2.4 三级/高级职业技能培训课程规范			
职业功能模块（模块）	培训内容（课程）	技能目标	培训细目	学习单元	课程内容	培训建议	课堂学时
2. 屈光检查	2-2 开具处方	2-2-1 能开具老视眼镜的处方	（1）验配双焦眼镜 （2）验配渐变焦眼镜	（1）老视眼镜处方的开具	1）双焦眼镜和三焦眼镜 ①双焦眼镜 ②三焦眼镜 2）渐变焦眼镜 ①渐变焦眼镜的设计 ②渐变焦眼镜的验配原则 ③常见的渐变焦眼镜验配不当	（1）方法：讲授法、演示法、讨论法 （2）重点与难点：双焦、三焦和渐变焦眼镜的验配及处方的开具	24
		2-2-2 能开具移心棱镜处方并确定加工中心	用移心棱镜矫正眼位异常	（2）特殊眼镜处方的开具	1）移心棱镜矫正眼位异常 ①眼位异常的棱镜矫治原则 ②移心棱镜的计算 ③开具移心棱镜处方并确定加工中心 2）光心参数的测定 ①光心参数概述 ②光心参数的种类 3）特殊眼瞳距的测定 ①斜视眼 ②瞳孔不等眼 ③瞳孔偏位眼	（1）方法：讲授法、讨论法、案例教学法 （2）重点：开具移心棱镜处方、确定移心棱镜的加工中心 （3）难点：测定特殊眼的瞳距	16
		2-2-3 测定特殊眼的瞳距	测定特殊眼的瞳距				
	2-3 眼镜检测和校配	2-3-1 能进行老视眼镜的检测	（1）检测双焦眼镜 （2）还原渐变焦眼镜的参考点	（1）老视眼镜的检测	1）近用眼镜的检测 ①近用眼镜的检测设备 ②近用眼镜的检测标准 2）双焦眼镜的检测 ①双焦眼镜的屈光度测定 ②双焦眼镜的轴向测定	（1）方法：讲授法、演示法	16

附录

续表

2.1.4 三级/高级职业技能培训要求				2.2.4 三级/高级职业技能培训课程规范			
职业功能模块（模块）	培训内容（课程）	技能目标	培训细目	学习单元	课程内容	培训建议	课堂学时
2．屈光检查	2-3 眼镜检测和校配	2-3-1 能进行老视眼镜的检测	（3）检测渐变焦眼镜 （4）解决渐变焦眼镜配戴不适问题	（1）老视眼镜的检测	3）渐变焦眼镜的检测 ①恢复渐变焦镜片标记 ②单侧瞳距和瞳高的检测 ③屈光度检测 ④补偿棱镜检测 ⑤镜片旋向平整性检测 ⑥镜片基弧检测	（2）重点与难点：近用眼镜、双焦眼镜和渐变焦眼镜主要参数的检测	
		2-3-2 能进行成品眼镜的整形和校配	（1）对眼镜进行整形 （2）对眼镜进行校配	（2）成品眼镜的调校	1）眼镜整形和校配基础知识 ①整形校配对验光处方的影响 ②整形校配的术语和工具	（1）方法：讲授法、演示法、案例分析法 （2）重点与难点：眼镜的整形和校配	16
					2）眼镜整形和校配的技术要求		
					3）眼镜整形和校配的项目		
3．接触镜验配	3-1 特殊接触镜验配	3-1-1 能进行环曲面软性接触镜的验配	验配环曲面软性接触镜	（1）环曲面软性接触镜的验配	1）散光眼 ①散光的病因 ②散光眼的分类和屈光状态 ③散光的表现和矫正方法	（1）方法：讲授法、演示法、案例教学法 （2）重点与难点：环曲面软性接触镜的验配	16
					2）环曲面软性接触镜 ①环曲面软性接触镜的类型 ②环曲面软性接触镜轴向的稳定方法 ③环曲面软性接触镜的验配		

三级／高级职业技能培训要求与课程规范对照表

续表

2.1.4 三级／高级职业技能培训要求				2.2.4 三级／高级职业技能培训课程规范			
职业功能模块（模块）	培训内容（课程）	技能目标	培训细目	学习单元	课程内容	培训建议	课堂学时
3．接触镜验配	3-1 特殊接触镜验配	3-1-2 能进行老视近用软性接触镜的验配	（1）验配单焦老视软性接触镜 （2）验配双焦和多焦软性接触镜	（2）近用软性接触镜的验配	1）老视近用接触镜的验配 ①老视近用接触镜的适用人群 ②老视眼生理特征对配戴接触镜的影响 2）单焦近用接触镜 ①常规接触镜联合框架光学眼镜 ②单眼视型接触镜 3）双焦和多焦接触镜 ①交替视型双焦接触镜 ②同时视型双焦或多焦接触镜 4）渐变焦接触镜	（1）方法：讲授法、演示法、讨论法 （2）重点与难点：近用接触镜的矫正原理和验配技术	12
	3-2 接触镜复查	3-2-1 能用裂隙灯显微镜进行特殊投照检查	（1）用间接投照法进行眼部检查 （2）用背面投照法进行眼部检查 （3）用镜面反射投照法进行眼部检查	（1）裂隙灯显微镜的特殊投照检查	1）裂隙灯显微镜的系统组成 ①裂隙灯显微镜的投照系统 ②裂隙灯显微镜的观察系统 2）裂隙灯显微镜的特殊投照检查方法 ①间接投照法 ②背面投照法 ③镜面反射投照法	（1）方法：讲授法、演示法 （2）重点与难点：裂隙灯显微镜的间接投照法、背面投照法和镜面反射投照法	12
		3-2-2 能检查软性接触镜的常见沉淀物和并发症	（1）检查软性接触镜的常见沉淀物	（2）软性接触镜的常见沉淀物和并发症	1）软性接触镜常见沉淀物 ①沉淀物的产生 ②接触镜的常见沉淀物 ③沉淀物的辨认和处理	（1）方法：讲授法、演示法、讨论法	12

附录

续表

2.1.4 三级/高级职业技能培训要求				2.2.4 三级/高级职业技能培训课程规范			
职业功能模块（模块）	培训内容（课程）	技能目标	培训细目	学习单元	课程内容	培训建议	课堂学时
3．接触镜验配	3-2 接触镜复查	3-2-2 能检查软性接触镜的常见沉淀物和并发症	（2）检查软性接触镜的常见沉淀物和并发症	（2）软性接触镜的常见沉淀物和并发症	2）软性接触镜常见并发症及发生机理 ①缺氧相关并发症 ②损伤相关并发症 ③炎症、感染相关并发症	（2）重点：接触镜的常见沉淀物、佩戴接触镜后诱发的常见并发症 （3）难点：接触镜沉淀物的产生、并发症的发生机理及处理原则	
课堂学时合计							256

附录5 二级/技师职业技能培训要求与课程规范对照表

2.1.5 二级/技师职业技能培训要求				2.2.5 二级/技师职业技能培训课程规范			
职业功能模块（模块）	培训内容（课程）	技能目标	培训细目	学习单元	课程内容	培训建议	课堂学时
1．基础检查	1-1 特殊视功能检查	1-1-1 能进行对比敏感度视力表的检查	（1）辨认对比视力表 （2）连接对比敏感度曲线	（1）对比敏感度检查	1）对比敏感度视力测定原理 ①视力和对比敏感度 ②视觉信息加工的通道模型 ③对比度和对比敏感度 ④对比敏感度函数和限制因素 2）对比敏感度视力的检查 ①对比敏感度视力的计量方法 ②对比敏感度视力表 ③对比敏感度的应用	（1）方法：讲授法、实训（练习）法 （2）重点：对比敏感度视力的计量方法 （3）难点：视力和对比敏感度	8

二级／技师职业技能培训要求与课程规范对照表

续表

2.1.5 二级/技师职业技能培训要求				2.2.5 二级/技师职业技能培训课程规范			
职业功能模块（模块）	培训内容（课程）	技能目标	培训细目	学习单元	课程内容	培训建议	课堂学时
1．基础检查	1-1 特殊视功能检查	1-1-2 能进行对比暗适应的检查	（1）被测眼适当明适应后进行暗适应检查（2）描记并打印暗适应曲线	（2）光视觉的知识和检查	1）光视觉的机理①光视觉的概念②光感受器知识③感光色素的光化反应④光视觉二元学说 2）暗适应与明适应知识①暗适应概念和检查②明适应概念和检查③闪光盲概念 3）光视觉异常①视网膜色素变性的认识②静止性夜盲症的认识③全色盲的认识	（1）方法：讲授法、实训(练习)法（2）重点：暗适应与明适应知识（3）难点：感光色素的光化反应	8
		1-1-3 能使用假同色图谱进行辨色力检查	（1）配戴常规眼镜辨认假同色图谱（2）判断色视觉异常	（3）色视觉的知识和检查	1）色视觉的机理①颜色的概念②色视觉的形成机理③色视觉的常见规律 2）色视觉异常和检查①色视觉异常的机制②色盲的遗传规律③色视觉异常的检查	（1）方法：讲授法、实训(练习)法（2）重点：色视觉异常的检查（3）难点：色视觉的形成机理	8
		1-1-4 能使用对比手试法进行视野检查	采用对比手试法判断视野有无缩小	（4）视野的知识和检查	1）正常视野的范围 2）周边视野缩小的病因分析	（1）方法：讲授法、实训(练习)法（2）重点与难点：正常视野范围的判断	2

续表

2.1.5 二级/技师职业技能培训要求				2.2.5 二级/技师职业技能培训课程规范			
职业功能模块（模块）	培训内容（课程）	技能目标	培训细目	学习单元	课程内容	培训建议	课堂学时
1.基础检查	1-2 双眼视功能检查	1-2-1 能进行Worth四点视标检查	(1)双眼视矫正屈光不正 (2)投放红绿滤镜和Worth四点视标 (3)分析双眼同时视和平面融像	(1)双眼同时视和平面融像的检查	1)双眼视的形成 ①双眼视的发育过程 ②双眼视的生理	(1)方法：讲授法、实训（练习）法 (2)重点：双眼视的检测 (3)难点：双眼视的生理	8
					2)双眼视机能 ①双眼同时视 ②双眼平面融像		
					3)双眼视的检查和分析 ①双眼同时视的检查 ②双眼平面融像的检查		
		1-2-2 能检查立体视功能	(1)投放偏振滤镜和立体视检查视标 (2)分析立体视异常和隐性斜视 (3)使用随机点方法检查立体视	(2)眼的立体视检查	1)双眼立体视 ①定义 ②双眼视差 ③立体视觉区 ④立体视觉的定量	(1)方法：讲授法、实训（练习）法 (2)重点与难点：立体视觉区分析	6
					2)单眼立体视		
		1-2-3 能使用综合验光仪检查双眼影像不等	(1)投放偏振滤镜和垂直对齐、水平对齐视标 (2)分辨双眼影像不等	(3)双眼视异常的检查	1)常见的双眼视异常 ①复视 ②混淆视 ③视觉抑制 ④异常视网膜对应	(1)方法：讲授法、实训（练习）法 (2)重点：双眼影像不等的临床表现和检查方法 (3)难点：常见的双眼视异常	8
					2)双眼影像不等 ①双眼影像不等的发生机理 ②双眼影像不等的临床表现和检查方法		

二级／技师职业技能培训要求与课程规范对照表

续表

2.1.5 二级/技师职业技能培训要求				2.2.5 二级/技师职业技能培训课程规范			
职业功能模块（模块）	培训内容（课程）	技能目标	培训细目	学习单元	课程内容	培训建议	课堂学时
2. 屈光检查	2-1 调节与集合检测	2-1-1 能进行调节幅度的检测	（1）采用移近法/移远法测试调节幅度 （2）采用负镜法测试调节幅度	（1）调节幅度的知识和检测	1）调节概念 ①调节的诱因 ②调节的过程 ③调节的神经支配 ④物理性调节和生理性调节 2）调节导致的晶状体变化 ①形态变化 ②屈光变化 3）调节幅度概述 ①调节远点 ②调节近点 ③调节范围 ④调节幅度 4）调节幅度的测定 ①调节幅度的正常值 ②眼的屈光状态对调节幅度的影响 ③其他影响调节幅度检测的因素	（1）方法：讲授法、实训（练习）法 （2）重点：调节幅度的测定 （3）难点：调节的机理	8
		2-1-2 能进行调节反应的检测	（1）采用近视标进行动态检影 （2）分析调节滞后量值和调节超前量值	（2）调节反应的知识和检测	1）调节反应概述 ①调节刺激量 ②调节反应量 2）调节反应的检测 3）调节反应正常值和异常的分析	（1）方法：讲授法、实训（练习）法 （2）重点：调节反应的分析 （3）难点：调节反应的检测	4
		2-1-3 能进行相对调节的检测	（1）采用远用眼镜试片注视近视标 （2）增减试片以测试负相对调节和正相对调节	（3）相对调节的知识和检测	1）相对调节的概念 2）相对调节的检测 3）相对调节正常值和异常的分析	（1）方法：讲授法、实训（练习）法 （2）重点：相对调节的检测 （3）难点：相对调节异常的分析	4

附录

续表

2.1.5 二级/技师职业技能培训要求				2.2.5 二级/技师职业技能培训课程规范			
职业功能模块（模块）	培训内容（课程）	技能目标	培训细目	学习单元	课程内容	培训建议	课堂学时
2. 屈光检查	2-1 调节与集合检测	2-1-4 能进行调节速度的检测	（1）采用远用眼镜试片注视近视标 （2）以+2.00 D/-2.00 D 反转拍测试调节速度	（4）调节速度的知识和检测	1) 调节速度的概念 2) 调节速度的检测 3) 调节速度正常值和异常的分析	（1）方法：讲授法、实训（练习）法 （2）重点与难点：调节速度的检测	4
		2-1-5 能进行集合幅度的检测	（1）双眼屈光矫正注视近单列视标 （2）采用推进/撤退视标测试融像临界 （3）计算被测者的集合幅度	（5）集合幅度的知识和检测	1) 集合概述 ①集合的基本诱因 ②集合的过程 2) 集合的分类 ①张力性集合 ②调节性集合 ③近感知性集合 ④融像性集合 3) 集合角及其定量 4) 集合需求 ①注视差异对集合需求的影响 ②眼位异常对集合需求的影响 5) 集合近点 6) 集合幅度概述 ①集合幅度的定量 ②集合幅度正常值和异常的分析	（1）方法：讲授法、实训（练习）法 （2）重点：集合幅度的定量 （3）难点：集合的分类	12
		2-1-6 能进行融像储备的检测	（1）双眼屈光矫正	（6）融像储备的知识和检测	1) 融像储备概述 ①外展储备 ②内收储备	（1）方法：讲授法、实训（练习）法	4

二级/技师职业技能培训要求与课程规范对照表

续表

2.1.5 二级/技师职业技能培训要求				2.2.5 二级/技师职业技能培训课程规范			
职业功能模块（模块）	培训内容（课程）	技能目标	培训细目	学习单元	课程内容	培训建议	课堂学时
2. 屈光检查	2-1 调节与集合检测	2-1-6 能进行融像储备的检测	(2) 采用底向内的旋转棱镜测试远距离和近距离负向融像储备 (3) 采用底向外的旋转棱镜测试远距离和近距离正向融像储备	(6) 融像储备的知识和检测	2) 融像储备的定量 ①负向融像储备测试原理 ②正向融像储备测试原理 ③融像储备的测试程序 ④融像储备测试值的记录方法 ⑤Morgan 正常值对照	(2) 重点与难点：融像储备的定量	
		2-1-7 能进行集合速度的检测	(1) 双眼屈光矫正注视近单列视标 (2) 采用 BI3△/BO12△ 反转拍测试集合速度	(7) 集合速度的知识和检测	1) 集合速度的概念 2) 集合速度的检测 3) 集合速度正常值和异常的分析	(1) 方法：讲授法、实训（练习）法 (2) 重点与难点：集合速度的检测	4
	2-2 开具处方	2-2-1 能开具等像眼镜处方	(1) 计算倍率需求 (2) 按倍率需求的 1/2 或 1/3 选择试片 (3) 近视眼试片放在屈光度较高的眼前，远视眼试片放在屈光度较低的眼前 (4) 根据双眼影像差异缩小开具等像眼镜处方	(1) 开具等像眼镜处方	1) 眼镜的等像需求 2) 像倍率公式 ①总放大倍率 ②焦性放大率 ③形式放大率 3) 等像眼镜的设计 ①等像参数的定量 ②常用的等像眼镜 4) 等像眼镜的验配 ①倍率需求 ②试戴 ③决定参数	(1) 方法：讲授法、实训（练习）法 (2) 重点：等像眼镜的验配 (3) 难点：等像眼镜的设计	6

147

附录

续表

2.1.5 二级/技师职业技能培训要求			2.2.5 二级/技师职业技能培训课程规范			
职业功能模块（模块）	培训内容（课程）	技能目标	培训细目	学习单元	课程内容	培训建议	课堂学时
2. 屈光检查	2-2 开具处方	2-2-2 能开具眼球震颤的矫正处方	（1）采用负镜矫治急动型眼球震颤 （2）采用增加双眼底向外的三棱镜矫治摆动型眼球震颤 （3）双眼附加茶色试片减轻眼球震颤	（2）开具眼球震颤的矫正处方	1）眼球震颤概述 ①眼球震颤的发生机理 ②眼球震颤的分类 2）眼球震颤的临床特征 ①发病年龄 ②眼球震颤的临床特征 ③眼位异常 ④视力下降 ⑤屈光不正 ⑥代偿头位 3）眼球震颤的屈光矫治 ①矫正屈光不正 ②负镜矫治 ③有色眼镜矫治 4）眼球震颤的三棱镜矫治 ①异向三棱镜矫治 ②同向三棱镜矫治	（1）方法：讲授法、实训(练习)法 （2）重点：眼球震颤的矫治原则 （3）难点：眼球震颤的临床特征	6
3. 接触镜验配	3-1 特殊接触镜验配	3-1-1 能进行硬性接触镜的配前检查	（1）根据眼睑评估、屈光检查和角膜曲率检查判断硬性接触镜的适应证	（1）硬性接触镜配前检查	1）硬性接触镜的材料 2）硬性接触镜的制作 ①硬性接触镜的设计 ②硬性接触镜的工艺 3）眼睑条件的评估 ①睑裂宽度的测定 ②睑缘的位置 ③眼睑的弹性	（1）方法：讲授法、实训(练习)法 （2）重点：角膜曲率的测定	8

二级／技师职业技能培训要求与课程规范对照表

续表

2.1.5 二级／技师职业技能培训要求				2.2.5 二级／技师职业技能培训课程规范			
职业功能模块（模块）	培训内容（课程）	技能目标	培训细目	学习单元	课程内容	培训建议	课堂学时
3．接触镜验配	3-1 特殊接触镜验配	3-1-1 能进行硬性接触镜的配前检查	（2）根据配前检查选择试戴片参数	（1）硬性接触镜配前检查	4）屈光检查 ①散光分析 ②顶点换算 5）角膜曲率的测定 ①曲率半径和曲率焦度 ②曲率的表示方法	（3）难点：眼睑条件的评估	
		3-1-2 能进行硬性接触镜的配适评估	（1）根据动态配适和静态配适结果适当调整试戴片参数 （2）硬性接触镜片上验光	（2）硬性接触镜配适评估	1）试戴片的规格 ①直径值 ②基弧值 2）首片试戴片的选择 3）硬性接触镜动态配适 ①中心定位 ②移动度 4）硬性接触镜静态配适 ①镜片的评估分区 ②泪液距隙 ③配适松紧的判断 5）硬性接触镜片上验光	（1）方法：讲授法、实训（练习）法 （2）重点：硬性接触镜动态配适和静态配适评估 （3）难点：首片试戴片的选择	4
		3-1-3 能进行硬性接触镜的配后护理	（1）训练配戴者戴摘镜片、护理镜片、镜片除蛋白 （2）交代复查时间和注意事项	（3）硬性接触镜配后护理	1）戴镜和摘镜 2）护理液的使用程序 3）蛋白清除剂的使用程序 4）适应性戴镜 5）随访时间和程序	（1）方法：讲授法、实训（练习）法 （2）重点：护理液的使用程序 （3）难点：戴镜和摘镜	4

附录

续表

2.1.5 二级/技师职业技能培训要求				2.2.5 二级/技师职业技能培训课程规范			
职业功能模块（模块）	培训内容（课程）	技能目标	培训细目	学习单元	课程内容	培训建议	课堂学时
3. 接触镜验配	3-1 特殊接触镜验配	3-1-4 能进行色盲用接触镜的验配	(1) 被测者屈光矫正后接受辨色力检查 (2) 戴色盲用接触镜检查辨色力	(4) 色盲用接触镜的验配	1) 色视觉异常 ①可见光谱知识 ②色盲的病因和病理 ③色盲的表现 2) 用于矫正色盲的接触镜 ①色盲用接触镜特性 ②色盲用接触镜适应证 ③色盲用接触镜矫正机理 ④色盲用接触镜验配程序	(1) 方法：讲授法、实训(练习)法 (2) 重点：色盲用接触镜验配程序 (3) 难点：色盲用接触镜矫正机理	4
		3-1-5 能进行圆锥角膜用接触镜的验配	(1) 根据角膜曲率的平K值选择合适的试戴片 (2) 配适评估及片上验光	(5) 圆锥角膜用接触镜的验配	1) 圆锥角膜概述 ①圆锥角膜的病因 ②圆锥角膜的表现和诊断 2) 用于矫正圆锥角膜的接触镜 ①软性接触镜 ②透气硬性接触镜 ③赋形镜片 ④负载镜片 ⑤复合镜片 ⑥绷带镜片 3) 圆锥角膜用接触镜矫正机理 ①平坦配适 ②附加屈光度 ③验配程序	(1) 方法：讲授法、实训(练习)法 (2) 重点：圆锥角膜用接触镜验配程序 (3) 难点：圆锥角膜用接触镜矫正机理	4
		3-1-6 能进行角膜塑形镜的配适评估	(1) 根据角膜曲率测试结果选择试戴片	(6) 角膜塑形镜配适评估	1) 角膜塑形镜概述 ①角膜塑形镜的材料 ②角膜塑形镜的设计 ③角膜塑形镜的制作工艺	(1) 方法：讲授法、实训(练习)法	8

续表

2.1.5 二级/技师职业技能培训要求				2.2.5 二级/技师职业技能培训课程规范			
职业功能模块（模块）	培训内容（课程）	技能目标	培训细目	学习单元	课程内容	培训建议	课堂学时
3．接触镜验配	3-1 特殊接触镜验配	3-1-6 能进行角膜塑形镜的配适评估	（2）观察动态配适和静态配适 （3）定量片上验光	（6）角膜塑形镜配适评估	2）角膜塑形镜的力学原理 ①塑形力 ②镜片力 ③其他力学因素 3）角膜塑形镜的稳定性试戴 ①镜片的稳定性附着 ②镜片的配适弧参数 ③试戴片规格 4）角膜塑形镜的配适评估 ①动态配适 ②静态配适 ③片上验光	（2）重点：角膜塑形镜的配适评估 （3）难点：角膜塑形镜的力学原理	
		3-1-7 能对配戴角膜塑形镜前后的角膜地形图进行分析	（1）根据配前角膜地形图分析配前角膜环曲面、非球面、不规则形态对塑形的影响 （2）根据配后角膜地形图测试角膜曲率减焦量，指导配适修正	（7）角膜塑形镜的角膜地形图分析	1）角膜散光 ①无散光或规则性低度散光 ②规则性高度散光 ③不规则散光 2）疑难案例分析 ①角膜嵴点偏离几何中心 ②角膜偏心率 e 值偏低 ③圆锥角膜或屈光术后 3）配适分析 ①中跨位配适 ②低跨位配适 ③高跨位配适 ④跨越位配适 ⑤游离位配适 4）镜片偏位 ①原因鉴别 ②修正方法	（1）方法：讲授法、实训（练习）法 （2）重点：验配前后角膜地形图分析 （3）难点：角膜地形图的疑难案例分析	8

续表

2.1.5 二级/技师职业技能培训要求					2.2.5 二级/技师职业技能培训课程规范			
职业功能模块（模块）	培训内容（课程）	技能目标	培训细目	学习单元	课程内容	培训建议	课堂学时
3.接触镜验配	3-2 接触镜检测	3-2-1 能进行软性接触镜直径、基弧和矢深的检测	(1) 用软性接触镜投影检测仪的V形测座检测镜片的直径 (2) 用软性接触镜投影检测仪的T形测座检测镜片的基弧和矢深	(1) 软性接触镜参数检测	1) 软性接触镜投影检测仪 ①结构 ②工作原理	(1) 方法：讲授法、实训（练习）法 (2) 重点：软性接触镜参数的检测方法 (3) 难点：投影检测仪的工作原理	4
					2) 软性接触镜参数的检测方法 ①直径的检测 ②基弧和矢深的检测		
		3-2-2 能进行硬性接触镜基弧的检测	用球径仪检测硬性接触镜的基弧	(2) 硬性接触镜基弧检测	1) 球径仪 ①结构 ②工作原理	(1) 方法：讲授法、实训（练习）法 (2) 重点：硬性接触镜基弧的检测方法 (3) 难点：球径仪的工作原理	4
					2) 球径仪的检测原理 ①内曲面成像 ②曲率中心成像		
4.培训与指导	4-1 培训	4-1-1 能进行理论教学课的演示	(1) 制作多媒体教学幻灯，并进行讲授演示 (2) 评价相关演示	(1) 理论教学课的演示	1) 授课方法的类型 ①阅读教材型 ②发挥教材型 ③分解教材型	(1) 方法：讲授法、演示法 (2) 重点：授课技巧 (3) 难点：知识点的备课程序	8
					2) 授课技巧 ①氛围轻松 ②条理简洁 ③重视细节		
					3) 知识点的备课程序 ①掌握讲授要素 ②设计图解和表格 ③准备丰富的案例		
		4-1-2 能编写理论教学考核试题	(1) 编写理论教学主观考核试题	(2) 理论教学考核试题的编写	1) 主观考核试题的特点	(1) 方法：讲授法、演示法	8
					2) 主观考核试题的编写方法 ①填空题的编写 ②问答题的编写 ③计算题的编写		

续表

2.1.5 二级/技师职业技能培训要求					2.2.5 二级/技师职业技能培训课程规范			
职业功能模块（模块）	培训内容（课程）	技能目标	培训细目	学习单元	课程内容	培训建议	课堂学时
4．培训与指导	4-1 培训	4-1-2 能编写理论教学考核试题	（2）编写理论教学客观考核试题	（2）理论教学考核试题的编写	3）客观考核试题的特点	（2）重点与难点：主观和客观考核试题的编写方法	
					4）客观考核试题的编写方法 ①是非题的编写 ②选择题的编写 ③配对题的编写		
	4-2 指导	4-2-1 能进行实训教学课的演示	（1）围绕实训课主题进行备课 （2）依照实训4要素进行授课 （3）编写实训报告	（1）实训教学课的演示	1）眼镜验光实验室的场地条件 ①视功能检查实训室 ②屈光检查实训室 ③接触镜验配实训室	（1）方法：讲授法、演示法 （2）重点与难点：实训教学的基本程序	8
					2）视光专业的设备条件		
					3）实训教学的基本程序 ①设计总体实训计划 ②实训要点讲解 ③实训教学 ④实训小结		
					4）实训报告的编写 ①实训报告要素 ②实训报告举例		
		4-2-2 能进行视光专业常用英语会话	（1）根据主题进行专业操作的同时进行英语会话	（2）视光专业常用英语会话	1）合理认识视光专业英语会话 ①会话无需高水平 ②培养会话的兴趣	（1）方法：讲授法、演示法	8
					2）视光专业英语会话的技巧 ①听说积累 ②抓住和利用关键词 ③克服常见的会话障碍		

续表

2.1.5 二级/技师职业技能培训要求				2.2.5 二级/技师职业技能培训课程规范			
职业功能模块（模块）	培训内容（课程）	技能目标	培训细目	学习单元	课程内容	培训建议	课堂学时
4. 培训与指导	4-2 指导	4-2-2 能进行视光专业常用英语会话	(2) 在指导下通练教材每一课	(2) 视光专业常用英语会话	3) 屈光检查相关英语会话 ①接待 ②登记 ③检查视力 ④客观验光 ⑤雾视法检查 ⑥散光盘视标检查 ⑦红绿视标检查 ⑧交叉圆柱镜检查 ⑨双眼屈光平衡检查 ⑩咨询	(2) 重点：视光专业英语会话的练习 (3) 难点：视光专业英语会话的技巧	
					4) 接触镜相关英语会话 ①接待 ②配前检查 ③特殊检查 ④试戴 ⑤训练戴镜和摘镜		
课堂学时合计							180

附录6 一级/高级技师职业技能培训要求与课程规范对照表

2.1.6 一级/高级技师职业技能培训要求				2.2.6 一级/高级技师职业技能培训课程规范			
职业功能模块（模块）	培训内容（课程）	技能目标	培训细目	学习单元	课程内容	培训建议	课堂学时
1. 基础检查	1-1 特殊视功能检测	1-1-1 能进行阿姆斯勒（Amsler）方格表视野检测	(1) 矫正近视力，观察阿姆斯勒（Amsler）方格表	(1) 视野检测的原理和方法	1) 视野检测概述 ①视野与视网膜的对应关系 ②视神经纤维的分布特点	(1) 方法：讲授法、实训（练习）法	2

续表

2.1.6 一级/高级技师职业技能培训要求					2.2.6 一级/高级技师职业技能培训课程规范			
职业功能模块（模块）	培训内容（课程）	技能目标	培训细目	学习单元	课程内容	培训建议	课堂学时
1.基础检查	1-1 特殊视功能检测	1-1-1 能进行阿姆斯勒（Amsler）方格表视野检测	（2）依次排除中央暗点、相对或绝对暗点、闪辉性暗点、视野缺损或全视野缩小、视物变形	（1）视野检测的原理和方法	2）视野检测原理 ①动态视野检测 ②静态视野检测 ③阈上值静点检测 3）Amsler方格表视野检测方法	（2）重点：Amsler方格表视野检测法 （3）难点：视野检测原理	
		1-1-2 能进行自动视野仪的检测及正常视野的判定	（1）指导被测者完成视野检测 （2）打印并分析视野检测结果	（2）视野计检查	1）视野的表述 2）弧形视野计检测 ①单眼视野和双眼视野 ②影响视野的因素 3）平面视野计检测 4）Goldmann视野计检测 5）自动视野计检测 ①Humphrey视野计 ②Octopus视野计	（1）方法：讲授法、实训（练习）法 （2）重点：Humphrey视野计检测 （3）难点：视野的表述	2
		1-1-3 能进行低视力的病史采集	（1）采集一般资料、病史、全身病史、家族史 （2）描述患者外观 （3）了解患者需求	（3）低视力的病史采集	1）低视力的诊断 ①低视力的定义 ②低视力诊断标准的讨论 ③低视力的鉴别 2）低视力光学矫正的相关问题 ①低视力光学矫正的预后 ②低视力眼病的发展趋势 ③低视力眼病的康复	（1）方法：讲授法、实训（练习）法 （2）重点：低视力光学矫正的相关问题	4

附录

续表

2.1.6 一级/高级技师职业技能培训要求				2.2.6 一级/高级技师职业技能培训课程规范			
职业功能模块（模块）	培训内容（课程）	技能目标	培训细目	学习单元	课程内容	培训建议	课堂学时
1.基础检查	1-1 特殊视功能检测	1-1-3 能进行低视力的病史采集	（4）对病情初步判断	（3）低视力的病史采集	④低视力光学助视器的选择 ⑤低视力光学助视器的训练 ⑥低视力患者心理的正确引导 3）低视力的患病率和病因 ①低视力的患病率 ②低视力的病因 4）低视力的病史采集 ①采集病史 ②了解需求 5）低视力与遗传 ①遗传因素对低视力的影响 ②遗传病的分类 ③常见遗传性眼病 ④低视力遗传疾病的预防	（3）难点：低视力与遗传	
	1-2 双眼视功能检测	1-2-1 能进行诊断眼位检查	（1）检查原在位诊断眼位、第二诊断眼位、第三诊断眼位 （2）判断不同诊断眼位所涉及的眼外肌异常	（1）诊断眼位检查	1）单眼运动 ①概念 ②形式 ③限度 ④旋转运动 ⑤斜向运动 ⑥眼外肌兴奋 2）双眼运动 ①静态眼位 ②动态眼位 ③诊断眼位	（1）方法：讲授法、实训（练习）法 （2）重点与难点：诊断眼位的检查	4

一级／高级技师职业技能培训要求与课程规范对照表

续表

2.1.6 一级／高级技师职业技能培训要求					2.2.6 一级／高级技师职业技能培训课程规范			
职业功能模块（模块）	培训内容（课程）	技能目标	培训细目	学习单元	课程内容	培训建议	课堂学时
1. 基础检查	1-2 双眼视功能检测	1-2-2 能进行眼的扫视和跟随运动检查	（1）记录扫视运动完成时间并评估结果 （2）记录跟随运动完成时间并评估结果	（2）眼的扫视和跟随运动检查	1）同向运动和异向运动 ①同向运动 ②异向运动 2）扫视运动和跟随运动 ①扫视运动 ②跟随运动 3）前庭-眼反射 ①半规管结构 ②前庭刺激反射 4）眼球的运动准则 ① Donder 准则 ② Sherrington 准则 ③ Hering 准则	（1）方法：讲授法、实训（练习）法 （2）重点：扫视和跟随运动的检查和分析 （3）难点：眼球的运动准则	4
		1-2-3 能实施 AC/A 比率的梯度法检测	（1）测试初始斜视角 （2）测试诱发斜视角 （3）计算 AC/A 比率	（3）AC/A 比率的梯度法检测	1）调节与集合的同步性 ①人群正常值 ②生理性外斜 2）AC/A 比率的梯度法检测 ①远视标法 ②近视标法	（1）方法：讲授法、实训（练习）法 （2）重点：AC/A 比率的梯度法检测 （3）难点：生理性外斜	8
		1-2-4 能实施 AC/A 比率的计算法检测	（1）测定远距离眼位和近距离眼位 （2）根据远用瞳距计算 AC/A 比率	（4）AC/A 比率的计算法检测	1）调节对 AC/A 比率的反馈性调控 2）AC/A 比率的遗传说 3）AC/A 比率的临床应用 ①青少年近视眼 ②调节性内斜视 ③聚散功能异常 4）AC/A 比率的计算法检测 ①计算法的检测方法 ②梯度法与计算法的对照	（1）方法：讲授法、实训（练习）法 （2）重点：AC/A 比率的计算法检测 （3）难点：调节对 AC/A 比率的反馈性调控	8

续表

2.1.6 一级/高级技师职业技能培训要求				2.2.6 一级/高级技师职业技能培训课程规范			
职业功能模块（模块）	培训内容（课程）	技能目标	培训细目	学习单元	课程内容	培训建议	课堂学时
1. 基础检查	1-2 双眼视功能检测	1-2-5 能进行运动性融像图形的绘制和分析	(1) 测定远距离眼位和近距离眼位 (2) 测定负相对调节和正相对调节 (3) 测定远距离和近距离融像储备 (4) 测定调节幅度和集合幅度 (5) 绘制双眼视图形 (6) 分析相对集合范围、融像性集合范围、融像清晰区范围 (7) 分析AC/A比率的近似值	(5) 双眼视图形绘制	1) 双眼视图形的结构 ① X 轴 ② Y 轴 ③ 需求线 2) 双眼视图形的绘制和分析 ① 绘制方法 ② 图形分析 3) 非斜视聚散功能异常的斜视线分析 ① 集合不足 ② 集合过度 ③ 散开不足 ④ 散开过度 ⑤ 单纯性外隐斜 ⑥ 单纯性内隐斜	(1) 方法：讲授法、实训（练习）法 (2) 重点：双眼视图形的绘制和分析 (3) 难点：非斜视聚散功能异常的斜视线分析	8
		1-2-6 能采用Sheard准则、1∶1准则和Percival准则矫治运动性融像异常	(1) 采用Sheard准则计算缓解棱镜或球镜 (2) 采用1∶1准则计算缓解棱镜或球镜 (3) 采用Percival准则计算缓解棱镜或球镜	(6) 双眼视异常的矫治准则	1) Sheard准则 ① 准则 ② 棱镜参考值 ③ 附加球镜 ④ 图形分析 ⑤ 功能训练 2) 1∶1准则 ① 准则 ② 棱镜参考值 ③ 附加球镜 ④ 图形分析 ⑤ 功能训练 3) Percival准则 ① 准则 ② 棱镜参考值 ③ 附加球镜 ④ 图形分析 ⑤ 功能训练	(1) 方法：讲授法、实训（练习）法 (2) 重点与难点：双眼视异常的矫治准则	12

续表

2.1.6 一级/高级技师职业技能培训要求					2.2.6 一级/高级技师职业技能培训课程规范			
职业功能模块（模块）	培训内容（课程）	技能目标	培训细目	学习单元	课程内容	培训建议	课堂学时
1. 基础检查	1-2 双眼视功能检测	1-2-7 能进行注视差异的检测和分析	(1) 采用注视差异视标和偏振滤镜定性分析被测双眼注视差异 (2) 定量分析被测双眼相连性斜视	(7) 注视差异的检测和分析	1) 注视差异的概念 ① Panum 空间和 Panum 融像区 ② 注视差异的成因 2) 注视差异的检测方法和结果分析 ① 检测方法 ② 结果分析	(1) 方法：讲授法、实训（练习）法 (2) 重点：注视差异的检测方法和结果分析 (3) 难点：注视差异的成因	4
		1-2-8 能进行注视差异的图形分析	(1) 采用系列诱发棱镜测试系列注视差异参数 (2) 依据系列注视差异参数绘制注视差异曲线 (3) 计算注视差异曲线斜率，并找出水平点	(8) 注视差异的图形分析	1) 相联性隐斜视概述 ① 相联性隐斜视的成因 ② 相联性隐斜视与分离性隐斜视的比较 2) 相联性隐斜视的检测方法 ① 注视差异与相联性隐斜视的相关性 ② 相联性隐斜视定量 3) 注视差异曲线 ① 注视差异的检测数据 ② 注视差异的曲线图形 ③ 注视差异曲线图形的分型和临床应用	(1) 方法：讲授法、实训（练习）法 (2) 重点：注视差异的曲线图形 (3) 难点：相联性隐斜视的成因	4
2. 屈光检查	2-1 验光	2-1-1 能进行低视力的视力检测	(1) 检查低远视力，对缩短距离后的远视力检测结果进行换算	(1) 低视力的视力检测	1) 视力概述 ① 视力的概念 ② 远视力与近（中）视力的比较	(1) 方法：讲授法、实训（练习）法	4

附录

续表

2.1.6 一级/高级技师职业技能培训要求				2.2.6 一级/高级技师职业技能培训课程规范			
职业功能模块（模块）	培训内容（课程）	技能目标	培训细目	学习单元	课程内容	培训建议	课堂学时
2. 屈光检查	2-1 验光	2-1-1 能进行低视力的视力检测	（2）检查低近视力，对缩短距离后的近视力检测结果进行换算 （3）采用数指、手动和光感评估盲眼残余视力	（1）低视力的视力检测	2）低视力专用视力表 ①低远视力表 ②低近视力表 ③图形视力表 ④测试距离的讨论	（2）重点：低视力的视力检测 （3）难点：低视力专用视力表	
		2-1-2 能进行低视力的屈光检测	（1）低视力客观验光（电脑验光仪验光、视网膜检影验光、角膜曲率仪验光和眼底镜验光） （2）低视力主观验光（综合验光仪验光、试片架验光和原戴眼镜联合 Halberg 片夹验光）	（2）低视力的屈光检测	1）低视力与屈光不正 ①屈光矫正的价值 ②常见的屈光不正性低视力眼病 2）低视力验光 ①低视力屈光定量的特点 ②低视力验光的设备 ③客观屈光定量 ④主观屈光定量	（1）方法：讲授法、实训（练习）法 （2）重点：低视力的主观屈光定量 （3）难点：低视力屈光定量的特点	4
		2-1-3 能进行低视力的眼部健康检查	（1）裂隙灯外眼检查 （2）眼底镜屈光介质和视网膜检查 （3）视野检查 （4）立体视检查 （5）对比敏感度检查 （6）辨色力检查 （7）眼压检查	（3）低视力的眼部检查	1）眼部常规检查 ①眼外观 ②角膜和结膜 ③前房和房水 ④虹膜和瞳孔 ⑤晶状体 ⑥玻璃体 ⑦眼底 2）眼部特殊检查 ①视野检查 ②立体视检查 ③对比敏感度检查 ④辨色力检查 ⑤眼压检查	（1）方法：讲授法、实训（练习）法 （2）重点与难点：低视力眼部常规检查	4

续表

2.1.6 一级/高级技师职业技能培训要求				2.2.6 一级/高级技师职业技能培训课程规范			
职业功能模块（模块）	培训内容（课程）	技能目标	培训细目	学习单元	课程内容	培训建议	课堂学时
2. 屈光检查	2-1 验光	2-1-4 能进行人工晶体手术后相关的屈光检查	(1) 屈光参差检测 (2) 角膜散光屈光检测 (3) 后发障屈光检测 (4) 近附加光度检测	(4) 人工晶体术后验光	1) 人工晶体概述 ①人工晶体的组成 ②人工晶体的材料 ③单焦人工晶体和多焦人工晶体 2) 人工晶体植入的屈光计算 3) 人工晶体的适应证和禁忌证 4) 特殊情况人工晶体植入的分析 ①儿童白内障 ②高度近视 5) 人工晶体术后常见的屈光异常和矫正原则 ①术后的实际屈光状态与拟要达到的术后屈光状态有所区别 ②术后双眼屈光参差 ③术后角膜散光	(1) 方法：讲授法、实训（练习）法 (2) 重点：人工晶体术后常见的屈光异常和矫正原则 (3) 难点：人工晶体植入的屈光计算	4
		2-1-5 能进行准分子激光角膜屈光手术后的屈光检查	(1) 假性散光检测 (2) 双眼视力平衡异常检测 (3) 获得性隐斜视检测 (4) 矫正误差检测	(5) 准分子激光角膜屈光手术后验光	1) 准分子激光角膜屈光手术的分类及特点 ①准分子激光原位角膜磨镶术（LASIK） ②准分子激光上皮瓣下角膜磨镶术（LASEK） 2) 准分子激光角膜屈光手术后常见的屈光异常和矫正原则 ①激光切削偏中心引起的高阶像差 ②屈光回退 ③过矫 ④欠矫	(1) 方法：讲授法、实训（练习）法 (2) 重点：准分子激光角膜屈光手术后常见的屈光异常和矫正原则 (3) 难点：准分子激光角膜屈光手术的分类及特点	4

附录

续表

2.1.6 一级/高级技师职业技能培训要求					2.2.6 一级/高级技师职业技能培训课程规范			
职业功能模块（模块）	培训内容（课程）	技能目标	培训细目	学习单元	课程内容	培训建议	课堂学时
2. 屈光检查	2-2 开具处方	2-2-1 能使用远用望远验光仪进行低视力患者的屈光定量	(1) 指导被测者配戴望远验光仪 (2) 在常规屈光检查的基础上进行调焦或插片验光	(1) 远用望远验光仪验光	1) 望远验光仪 ①望远验光仪的原理 ②望远验光仪的结构	(1) 方法：讲授法、实训（练习）法 (2) 重点：望远验光仪屈光精调 (3) 难点：望远验光仪的原理	4
					2) 望远验光仪屈光精调 ①调焦法 ②插片法		
		2-2-2 能进行远距离专用低视力助视器和物镜帽的验配	(1) 根据远视力选择远用望远镜倍率 (2) 根据望远镜倍率选择望远镜类型	(2) 远距离专用低视力助视器的验配	1) 助视器概述 ①低视力助视器 ②低视力助视器的类别 ③低视力助视器的验配模式	(1) 方法：讲授法、实训（练习）法 (2) 重点：根据现存低远视力求矫正望远镜倍率	8
					2) 远用望远镜 ①远用望远镜的结构 ②远用望远镜的角性放大原理 ③伽利略望远镜与开普勒望远镜的区别		
					3) 远用望远镜助视器矫正低视力的原理 ①根据现存低远视力求矫正望远镜倍率 ②低视力的矫正尺度		
					4) 远用望远镜助视器矫正屈光不正 ①目镜后眼镜 ②望远镜调焦 ③物镜帽		

一级／高级技师职业技能培训要求与课程规范对照表

续表

2.1.6 一级／高级技师职业技能培训要求				2.2.6 一级／高级技师职业技能培训课程规范			
职业功能模块（模块）	培训内容（课程）	技能目标	培训细目	学习单元	课程内容	培训建议	课堂学时
2. 屈光检查	2-2 开具处方	2-2-2 能进行远距离专用低视力助视器和物镜帽的验配	(3) 根据屈光不正处方选择调焦、目镜后眼镜、物镜帽等矫正方式	(2) 远距离专用低视力助视器和物镜帽的验配	5) 远用望远镜助视器的主要类型 ①卡式远用望远镜 ②双目远用望远镜 ③单目远用望远镜 ④接触镜望远镜 ⑤无晶体眼望远镜	(3) 难点：远用望远镜助视器矫正屈光不正	
		2-2-3 能进行近用望远镜助视器和阅读帽的验配	(1) 根据近视力计算总屈光度和注视距离 (2) 计算近用望远的放大倍率，附加适当阅读帽屈光度	(3) 近用望远镜助视器和阅读帽的验配	1) 近距离（或中距离）助视装置的基本原理 ①尺寸相关性放大作用 ②距离相关性放大作用 ③角性放大作用	(1) 方法：讲授法、实训（练习）法 (2) 重点：根据现存低近视力求助视器的总屈光度和注视距离 (3) 难点：近用望远镜助视器矫正低视力的原理	4
					2) 近用望远镜助视器矫正低视力的原理 ①根据现存低近视力求助视器的总屈光度和注视距离 ②低近视力的矫正尺度		
					3) 近用望远镜助视器矫正屈光不正 ①近用望远镜助视器正透镜总屈光度的计算 ②计算阅读帽需求		
		2-2-4 能进行近用助视眼镜的验配	(1) 根据近视力计算总屈光度和注视距离	(4) 近用助视眼镜的验配	1) 近用助视眼镜的矫正原理 ①距离相关性放大作用 ②近用助视眼镜屈光度定量	(1) 方法：讲授法、实训（练习）法	4

附录

续表

2.1.6 一级/高级技师职业技能培训要求				2.2.6 一级/高级技师职业技能培训课程规范			
职业功能模块（模块）	培训内容（课程）	技能目标	培训细目	学习单元	课程内容	培训建议	课堂学时
2. 屈光检查	2-2 开具处方	2-2-4 能进行近用助视眼镜的验配	(2) 计算近光心距，并适当附加集合补偿	(4) 近用助视眼镜的验配	2) 近用助视眼镜的融像 ① 近用助视眼镜的光心距 ② 近用助视眼镜的集合补偿	(2) 重点：近用助视眼镜屈光度定量 (3) 难点：近用助视眼镜的融像	
		2-2-5 能进行立式放大镜助视器的验配	(1) 根据近视力计算总屈光度和注视距离 (2) 计算立式放大镜助视器屈光度，必要时附加近用助视眼镜	(5) 立式放大镜助视器的验配	1) 立式放大镜的种类 2) 立式放大镜的原理 ① 立式放大镜与阅读眼镜的协同作用原理 ② 采用阅读距离控制总屈光度	(1) 方法：讲授法、实训（练习）法 (2) 重点：采用阅读距离控制总屈光度 (3) 难点：立式放大镜与阅读眼镜的协同作用原理	4
		2-2-6 能进行手持放大镜助视器的验配	(1) 根据近视力计算总屈光度 (2) 计算放大倍率和注视距离	(6) 手持放大镜助视器的验配	1) 手持放大镜的种类 2) 手持放大镜的放大原理 ① 手持放大镜的理论放大倍率 ② 手持放大镜的实际放大倍率 3) 根据残余低近视力选择手持放大镜的标准放大倍率	(1) 方法：讲授法、实训（练习）法 (2) 重点与难点：根据残余低近视力选择手持放大镜的标准放大倍率	4
		2-2-7 能进行电子助视器的验配	(1) 放置阅读物 (2) 根据残余视力调整电子助视器倍率	(7) 电子助视器的验配	1) 电子助视器验配原则 2) 电子助视器的结构性能和矫正原理 3) 电子助视器效果评价	(1) 方法：讲授法、实训（练习）法 (2) 重点与难点：电子助视器验配原则	2

一级／高级技师职业技能培训要求与课程规范对照表

续表

2.1.6 一级／高级技师职业技能培训要求				2.2.6 一级／高级技师职业技能培训课程规范			
职业功能模块（模块）	培训内容（课程）	技能目标	培训细目	学习单元	课程内容	培训建议	课堂学时
2．屈光检查	2-2 开具处方	2-2-8 能对视野异常的低视力进行膜状棱镜矫治	（1）确认患者为同侧偏盲 （2）在远用矫正眼镜上精确定位棱镜	（8）视野异常低视力的膜状棱镜矫治	1）视野缺损概述 ①低视野的概念 ②中心暗点和旁中心暗点 ③周边视野缩小 ④局限性视野缩小 2）菲涅耳三棱镜 ①基本结构 ②矫正原理 ③矫正方法	（1）方法：讲授法、实训（练习）法 （2）重点：菲涅耳三棱镜矫正方法 （3）难点：菲涅耳三棱镜矫正原理	4
		2-2-9 能对不同类型的低视力患者提出矫治方案	（1）测试远近残余视力 （2）了解患者矫正需求 （3）合理选择远用助视器种类并矫正屈光不正 （4）根据近用屈光度合理选择近用助视器种类	（9）不同类型低视力患者的矫治方案	1）常见低视力病种 ①低视力特点 ②助视器处方原则 2）低视力矫正效果预估 ①离焦性低视力 ②离像性低视力	（1）方法：讲授法、实训（练习）法 （2）重点：助视器处方原则 （3）难点：低视力矫正效果预估	4
		2-2-10 能进行助视器的使用训练	（1）远用低视力助视器的使用训练（注视训练、定位训练、扫视训练、追踪训练和搜寻训练） （2）近用低视力助视器的使用训练（阅读视力训练、操作视力训练和手眼配合训练）	（10）助视器的使用训练	1）远用低视力助视器的使用训练 ①复习患者病史 ②了解拟用的远用低视力助视器 ③了解康复需求 ④完成注视、定位、扫视、追踪、搜寻等训练 2）近用低视力助视器的使用训练 ①复习患者病史 ②了解拟用的近用低视力助视器 ③了解康复需求 ④完成阅读视力、操作视力、手眼配合等训练	（1）方法：讲授法、实训（练习）法 （2）重点与难点：完成低视力助视器的使用训练	4

续表

2.1.6 一级/高级技师职业技能培训要求				2.2.6 一级/高级技师职业技能培训课程规范			
职业功能模块（模块）	培训内容（课程）	技能目标	培训细目	学习单元	课程内容	培训建议	课堂学时
2. 屈光检查	2-2 开具处方	2-2-11 能开具弱视的屈光矫正处方	(1) 睫状肌麻痹验光 (2) 常态验光，修正客观验光处方以求得最佳矫正视力 (3) 定期屈光检测	(11) 弱视的诊断	1) 弱视概述 ①弱视的定义和患病率 ②弱视的分类、程度和成因	(1) 方法：讲授法、实训（练习）法 (2) 重点：弱视的处方原则 (3) 难点：弱视的诊断	4
					2) 弱视的检查 ①视力 ②屈光状态 ③注视性质 ④眼位 ⑤融像功能 ⑥调节功能		
					3) 弱视的诊断		
		2-2-12 能使用直接检眼镜判断注视性质	(1) 采用眼底镜星点靶环光标观察眼底 (2) 定位黄斑中心凹反光点在星点靶环投影中的位置	(12) 弱视的诊断和处方原则	1) 弱视的处方原则 ①屈光不正性弱视 ②屈光参差性弱视 ③斜视性弱视	(1) 方法：讲授法、实训（练习）法 (2) 重点：注视性质的判断 (3) 难点：注视性质异常的形成机理	4
					2) 注视性质概述 ①注视性质异常的形成机理 ②注视性质异常对弱视矫治的影响		
	2-3 视觉训练	2-3-1 能进行非老视性调节功能异常的训练	(1) 推进训练 (2) Brock 线训练 (3) 球镜反转拍训练	(1) 非老视性调节功能异常的矫治原则	1) 调节功能训练 ①推进训练 ② Brock 线训练 ③球镜反转拍训练	(1) 方法：讲授法、实训（练习）法 (2) 重点：调节功能训练 (3) 难点：调节功能异常类型	8
					2) 调节功能异常类型 ①调节不足 ②调节灵活度不良 ③调节维持不良 ④调节过度		

一级／高级技师职业技能培训要求与课程规范对照表

续表

2.1.6 一级/高级技师职业技能培训要求				2.2.6 一级/高级技师职业技能培训课程规范			
职业功能模块（模块）	培训内容（课程）	技能目标	培训细目	学习单元	课程内容	培训建议	课堂学时
2. 屈光检查	2-3 视觉训练	2-3-2 能进行非斜视性聚散功能异常的训练	（1）Vectograms立体图训练 （2）Brewster立体镜训练 （3）棱镜反转拍训练	（2）非斜视性聚散功能异常的矫治原则	1）聚散功能训练 ①立体图 ②立体镜 ③棱镜反转拍 2）聚散功能异常类型 ①集合不足 ②集合过度 ③散开不足 ④散开过度 ⑤单纯性外隐斜 ⑥单纯性内隐斜 ⑦融像性聚散功能低下 ⑧假性集合不足	（1）方法：讲授法、实训（练习）法 （2）重点：聚散功能训练 （3）难点：聚散功能异常类型	8
		2-3-3 能进行全面的双眼视功能检测	（1）眼位的检测 （2）感觉性融像的检测 （3）调节的检测 （4）集合和AC/A比率的检测	（3）双眼视检查和处方的整体操作	1）眼位的检测 ①眼位的客观测定 ②隐性斜视的主观测定 2）感觉性融像的检测 ①Worth四点视标检测 ②立体视视标检测 ③双眼影像不等检测 3）调节的检测 ①调节幅度检测 ②调节反应检测 ③相对调节检测 ④调节灵活度检测 4）集合和AC/A比率的检测 ①集合幅度检测 ②集合力检测 ③集合灵活度检测 ④AC/A比率检测	（1）方法：讲授法、实训（练习）法	8

167

附录

续表

2.1.6 一级/高级技师职业技能培训要求				2.2.6 一级/高级技师职业技能培训课程规范			
职业功能模块（模块）	培训内容（课程）	技能目标	培训细目	学习单元	课程内容	培训建议	课堂学时
2. 屈光检查	2-3 视觉训练	2-3-3 能进行全面的双眼视功能检测	（5）眼运动的检测（6）双眼视异常的分析（7）双眼视异常的矫治（8）双眼注视差异的检测	（3）双眼视检查和处方的整体操作	5）眼运动的检测①诊断眼位检测②扫视运动和跟随运动检测 6）双眼视异常的分析①非老视性调节功能异常②非斜视性聚散功能异常③双眼视图形的绘制和分析 7）双眼视异常的矫治①矫治准则②光学矫治③功能训练 8）双眼注视差异的检测①定量相联性隐性斜视②绘制双眼注视差异曲线③制定矫治方案	（2）重点与难点：双眼视检查和处方的整体操作	
		2-3-4 能进行中心注视性弱视的训练	（1）配戴远用矫正眼镜（2）常规遮盖训练（3）压抑疗法（4）精细目力训练	（4）中心注视性弱视的训练	1）中心注视性弱视的形成机理①形觉剥夺②双眼交互作用异常 2）中心注视性弱视训练①常规遮盖训练②压抑疗法③精细目力训练	（1）方法：讲授法、实训（练习）法（2）重点：中心注视性弱视训练（3）难点：中心注视性弱视的形成机理	4
		2-3-5 能进行旁中心注视性弱视的训练	（1）后像法（2）红色滤光镜法（3）获得中心注视后进一步矫治	（5）旁中心注视性弱视的训练	1）黄斑中心凹的位置分析①旁中心注视②旁黄斑注视③周边注视 2）旁中心注视性弱视的训练①后像法②红色滤光镜法	（1）方法：讲授法、实训（练习）法（2）重点与难点：旁中心注视性弱视训练	4

一级／高级技师职业技能培训要求与课程规范对照表

续表

2.1.6 一级／高级技师职业技能培训要求				2.2.6 一级／高级技师职业技能培训课程规范			
职业功能模块（模块）	培训内容（课程）	技能目标	培训细目	学习单元	课程内容	培训建议	课堂学时
3．培训与指导	3-1 培训	3-1-1 能撰写工作技术总结	(1) 填写一般资料 (2) 填写工作简历 (3) 撰写工作技术总结要点	(1) 工作技术总结的撰写	1) 工作技术总结的撰写 ①工作经历回顾 ②技术难关攻克 ③实践经验的积累和创新方法的提出 ④带徒弟的经验和成果	(1) 方法：讲授法、演示法 (2) 重点与难点：工作技术总结的撰写	4
					2) 工作技术总结的评价 ①工作技术总结的质量分析 ②工作技术总结的常见缺陷		
		3-1-2 能进行多媒体教学幻灯的制作和播放	(1) 设计多媒体教学幻灯的知识点文字 (2) 插入图片或视频 (3) 插入页眉页脚 (4) 选择播放切换方式 (5) 完成封面设计	(2) 多媒体教学幻灯的制作	1) 设计多媒体教学幻灯的内容 ①文字资料的编写 ②图片资料的制作	(1) 方法：讲授法、演示法 (2) 重点：制作和播放多媒体教学幻灯 (3) 难点：设计多媒体教学幻灯的内容	8
					2) 制作和播放多媒体教学幻灯 ①多媒体教学幻灯的制作技巧 ②多媒体教学幻灯的查看和放映		
	3-2 指导	3-2-1 能根据指定的主题编写实训教学考核试卷	(1) 策划实训教学考核方案 (2) 编写实训教学考核试卷	(1) 实训教学考核试卷的编写	1) 实训教学考核方案的策划 ①实训教学程序化考核的实施方案 ②实训教学考核的评价方法	(1) 方法：讲授法、演示法 (2) 重点与难点：实训教学考核试卷的编写	4
					2) 实训教学考核试卷的编写 ①试题单的编写 ②答题卷的编写		

续表

2.1.6 一级/高级技师职业技能培训要求				2.2.6 一级/高级技师职业技能培训课程规范			
职业功能模块（模块）	培训内容（课程）	技能目标	培训细目	学习单元	课程内容	培训建议	课堂学时
3．培训与指导	3-2 指导	3-2-2 能初步阅读视光专业英语资料	(1) 预习阅读20～30 min (2) 同步口译幻灯上的阅读资料 (3) 在规定时间内笔译阅读资料	(2) 视光专业英语资料的阅读	1) 英语阅读基本知识 ①阅读专业英语资料的必要性 ②阅读专业英语资料的方法	(1) 方法：讲授法、演示法 (2) 重点与难点：视光专业英语资料的阅读	8
					2) 视光专业英语资料的阅读 ①光学 ②屈光学 ③屈光检查 ④双眼视 ⑤接触镜基础 ⑥接触镜临床		
课堂学时合计							186